MANUEL

DE

LARYNGOSCOPIE

ET DE

LARYNGOLOGIE

Par le Docteur CADIER

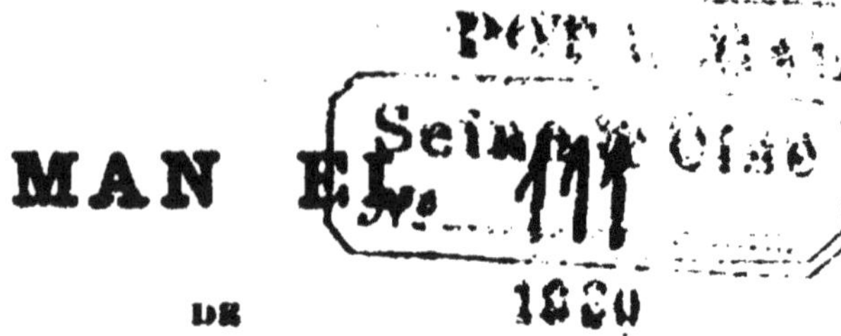

MAN EL

DE

LARYNGOSCOPIE

ET DE

LRYNGOLOGIE

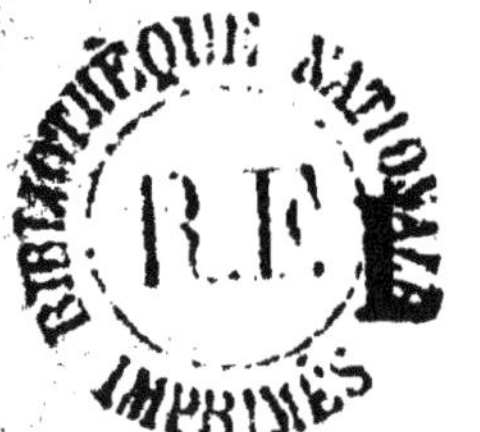

PAR LE DOCTEUR CADIER

Résumé de son Cours de l'École pratique de la
Faculté de Médecine en 1878 et en 1879.

AVEC 22 FIGURES DANS LE TEXTE

PARIS

V.-A. DELAHAYE ET ÉMILE LECROSNIER
LIBRAIRES ÉDITEURS
Place de l'École-de-Médecine

1880

DU MÊME AUTEUR:

Angine scrofuleuse, revue de thérapeutique médico-chirurgicale, 1874.

Phthisie laryngée, 1874.

Constitution médicale de 1874 en France et à l'Étranger — Revue de thérapeutique, 1875.

De la recherche de l'albumine dans les urines. — Société de biologie en collaboration avec le professeur Bouchard, 1877.

Clinique laryngoscopique sur la **phthisie laryngée** et son traitement par les applications locales de glycérine créosotée. *In gaz. hôpitaux* 1878.

Angine syphilitique. Présentation à la Société de Médecine pratique 1879.

Observations recueillies a ma clinique et publiées dans les thèses de mes élèves : Hugues, Pelan, Fauverteix, en 1877, 1878 et 1879.

En vous dédiant ce manuel je ne fais que remplir une dette de reconnaissance : Par votre assiduité aux conférences de ma clinique de la rue Suger et à mes cours de larynologie à l'école pratique de la Faculté, vous avez été le meilleur stimulant de mon travail, et en exigeant de moi la promesse de publier mon cours vous m'avez pour ainsi dire forcé à distraire chaque jour quelques heures de mes occupations multiples de l'enseignement et de la pratique médicale pour les consacrer à la rédaction de ce cours ; c'est donc à vous que je dois de pouvoir en publier aujourd'hui un résumé assez succinct pour servir de manuel et cependant assez complet, je l'espère, pour permettre à tout médecin de se familiariser avec l'étude des maladies du larynx et de le mettre à même de poser un diagnostic précis.

En vous exposant la marche que je comptais suivre pour vos études, je me suis attaché à faire prédominer dans ce cadre le côté clinique et thérapeutique, et dans mon enseignement j'ai toujours tenu à ne pas m'écarter de ce programme, les progrès que j'ai pu constater dans vos études ont été la meilleure preuve de la supériorité de cette méthode. Dans ce manuel je procéderai de même, et me renfermant dans l'étude clinique des maladies, je m'abstiendrai autant que possible de toute discussion théorique, et ferai en sorte d'y traiter avec le plus grand développement tout ce qui se rattache plus particulièrement au diagnostic et au traitement des maladies du larynx.

L'état fébrile dont s'accompagnent les affections aigues du larynx et leur évolution rapide ne permettent pas le plus souvent l'application du miroir laryngien, cette partie de la pathologie laryngée est de plus très bien étudiée dans la plupart des traités de pathologie interne, cette double raison nous permettra d'en faire une étude plus sommaire et de consacrer ainsi de plus longs développements aux angines chroniques dont l'étude doit être faite avec les plus grands détails. Grâce au miroir laryngien, l'évolution de ces maladies a pu être suivie jour par jour, ce qui permet pour ainsi dire de faire de l'anatomie pathologique sur le vivant ; c'est un avantage immense pour la thérapeutique et qui permet au médecin d'agir avec beaucoup plus d'efficacité et de certitude contre les différentes lésions de l'appareil laryngé.

Depuis la découverte du laryngoscope, ce moyen d'investigation a rendu possible l'application directe des topiques sur les parties les plus profondes du larynx et nous permet, par ces applications, de soulager toujours et de guérir le plus souvent la grande majorité des affections du larynx. Malheureusement les études de cette partie de la science médicale sont encore ignorées d'un trop grand nombre de praticiens.

Si par la publication de ce manuel, je puis contribuer à la vulgarisation des études de laryngologie, mon but sera atteint, et ce sera la plus noble récompense que je puisse ambitionner

Septembre 1879.

A. CADIER.

I

Historique et découverte du laryngoscope. — Différents per-
fectionnements. — Description du laryngoscope du d' Cadier
et règles à observer pour l'examen du larynx. — Difficultés
de l'exploration.

L'étude des maladies du larynx n'a commencé à
être faite, d'une manière scientifique, qu'après la découverte d'un moyen d'éclairage assez perfectionné
et assez commode pour permettre l'examen des parties les plus profondes du larynx.

De 1825 à 1857 différents modes d'éclairage du larynx furent essayés par Babington, Bennati, War-
den, etc. Tous ces appareils étaient composés de deux
miroirs éclairés par la lumière solaire. En 1854,
Garcia eut recours au même procédé pour faire de
l'auto-laryngoscopie et étudier sur lui-même les
mouvements de cordes vocales pendant l'émission
des différentes notes de la gamme; il ne réussit qu'à
voir la partie postérieure des cordes vocales.

Tous ces appareils avaient le défaut capital d'être
éclairés par la lumière solaire, dont on ne peut dis-
poser qu'à de très-rares intervalles ; ce qui rendait
impossible leur vulgarisation.

En 1857, Czermak, le premier, eut recours à la lumière artificielle d'une lampe, réfléchie par un premier miroir concave qui la concentrait sur le miroir laryngien placé en avant de la face postérieure du pharynx. Grâce à ce perfectionnement, il fut possible de faire des études suivies et d'examiner les malades sans attendre l'apparition d'un rayon de soleil.

Quelques années plus tard, par l'adjonction d'une lentille plan-convexe entre la lampe et le malade, Moura-Bourouillou obtint un éclairage un peu plus ntense et rendit ainsi l'examen plus facile.

Tous les laryngoscopes à une lentille sont construits sur le modèle de celui de Moura et se composent d'un anneau ou d'une pince pour serrer le col de la lampe, aux deux extrémités opposées du diamètre de cet anneau, sont ajustés, d'un côté, un miroir concave et, de l'autre, une lentille convexe.

Avec tous ces laryngoscopes, la lumière est insuffisante, et il est impossible de distinguer les différences de coloration des diverses parties du larynx ; aussi, pour obvier à cet inconvénient, on a remplacé la lampe par une source de lumière plus puissante.

La lumière oxhydrique, avec l'appareil de Dubosq perfectionné par Drummond et Molteni, est la plus employée ; mais cet appareil exige une installation toute spéciale et très-dispendieuse ; de plus, il est impossible à transporter et quelquefois très difficile à régler.

La lumière électrique comporte également l'achat

d'appareils très-compliqués et dispendieux ; cependant, cette question est très étudiée depuis quelques mois, et je souhaite que l'on arrive à se procurer facilement des petites bougies électriques pour remplacer la lampe de l'éclairage ordinaire ; mais je crains que ce perfectionnement ne puisse être réalisé que dans un avenir assez éloigné.

Dans le but d'obtenir un éclairage assez intense pour examiner facilement toutes les parties de l'appareil vocal et que l'on puisse adapter à toute lampe ordinaire à huile ou à essence minérale, j'ai fait construire mon laryngoscope, qui est, je crois, destiné à vulgariser les études laryngoscopiques.

Cet appareil, qui a été présenté à l'Académie de médecine dans la séance du 26 février 1878, présente non-seulement l'avantage d'un éclairage suffisant avec une source de lumière que l'on trouve partout, la lampe ordinaire, mais il est encore d'une adaption très-commode qui lui permet de s'adapter à toutes les tables. Il jouit, de plus, d'une mobilité absolue dans le sens vertical et dans le sens horizontal, de telle sorte que le foyer lumineux va le plus aisément du monde à la recherche des points à éclairer. Avec cet instrument, le médecin se place sur le côté et en avant de la lumière directe de la lampe et n'est point gêné par elle.

La partie C D E, qui forme l'appareil éclairant, est reliée par une tige de cuivre en équilibre sur les tourillons, ce qui permet, au moyen d'une vis de pression, d'immobiliser la projection lumineuse dans la direction voulue.

Le tube conique de cuivre C renferme deux

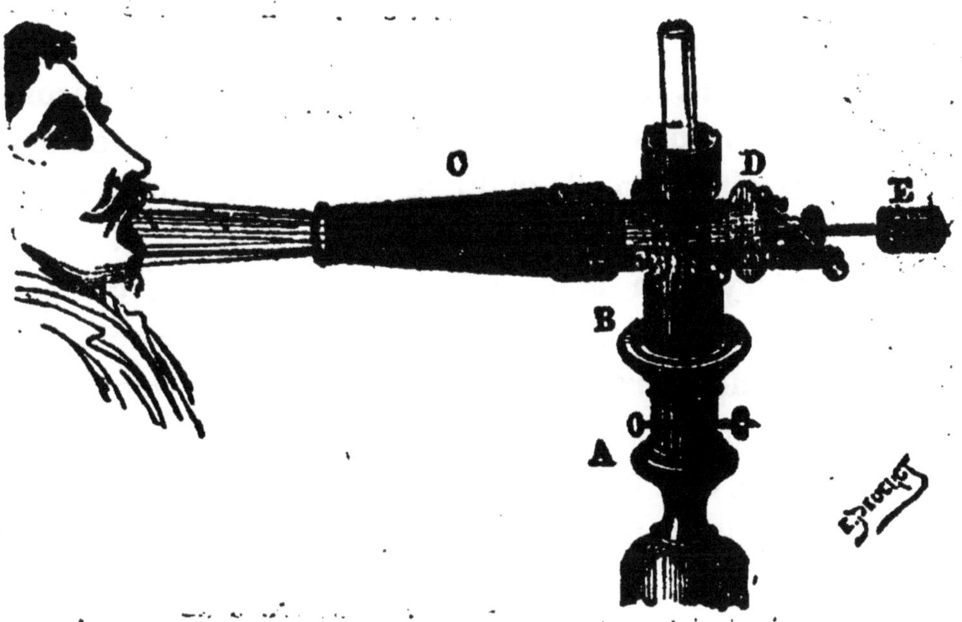

Laryngoscope du D' CADIER.

A Lampe à huile ordinaire.
B Manchon portant le laryngoscope sur deux tourillons avec pas de vis pour en régler la hauteur.
C Tube conique de cuivre avec lentille.
D Réflecteur.
E Contre-poids.

lentilles destinées à concentrer les rayons lumineux réfléchis par le réflecteur D. La lentille située auprès de la lampe est plan-convexe et sa surface plane regarde le foyer lumineux ; la lentille située à l'autre extrémité du tube est bi-convexe et d'un diamètre beaucoup plus petit que la première.

En plus de ces différents appareils d'éclairage, il faut, pour faire l'examen du larynx, placer au fond de la bouche du malade un petit miroir appelé miroir laryngien dont la forme a subi différentes transformations. Au début, on avait recours à des miroirs ronds ou ovales et à surface concave pour obtenir un éclairage meilleur du larynx et une image amplifiée ; on y a depuis longtemps renoncé, et le miroir laryngien le plus facile à manier, se compose d'un petit miroir de verre à surface plane et en forme de carré à angles arrondis ; ce miroir est fixé à un manche par l'intermédiaire d'une tige très-flexible, et il forme avec cette tige un angle de 120° ; les dimensions de ce miroir peuvent varier selon les sujets, et il est bon d'en avoir deux ou trois grandeurs différentes ; les plus petits seront plus commodes pour faire un examen rhinoscopique.

Maniement du laryngoscope.

Même avec un très-bon laryngoscope, l'examen de l'appareil vocal présente quelquefois d'assez grandes difficultés ; mais le plus souvent, cet examen est assez facile lorsque l'on procède avec méthode et que l'on suit exactement les préceptes suivants :

Diriger d'abord le centre du rayon lumineux vers

la partie moyenne de la luette ; la bouche du malade,
étant largement ouverte.

Pour éviter que le miroir se ternisse par la con-
densation des vapeurs d'eau expirées, il faut le chauf-
fer au-dessus de la lampe qui sert à l'éclairage ; il est
important de présenter toujours le miroir au-dessus
de la flamme par sa face réfléchissante et de s'assurer, avec le dos de la main, qu'il n'est pas trop
chauffé. On fait tirer la langue du malade et on la
maintient dans cette position en tenant son extrémité
avec un linge tenu de la main gauche.

Le miroir laryngien est alors tenu de la main
droite, soit comme une plume à écrire, soit comme
une fourchette ; j'ai recours personellement à cette
seconde manière, ce qui me procure l'avantage de
n'avoir pas à changer la position de ma main lorsqu'à
la place du miroir je tiens un porte-caustique ou une
pince à polype.

Il faut porter le miroir laryngien directement à la
partie postérieure du pharynx, en ayant soin de
l'appliquer sans tâtonnement à la place qu'il doit
occuper pour faire l'examen. Ce temps de l'opération
a une très-grande importance, et l'on ne saurait trop
s'y exercer, car s'il est mal exécuté, il rend impossible l'examen du larynx ; pour faciliter cet exercice,
j'ai fait construire un laryngo-fantôme en caoutchouc
qui rend chaque jour de très-grands services à
ma clinique pour exercer mes élèves au maniement

du laryngoscope. La pression du miroir sur la paroi postérieure du pharynx doit être assez forte pour éviter au malade la sensation de chatouillement qui rendrait l'examen impossible.

Afin d'examiner successivement toutes les parties du larynx, il faut faire basculer légèrement le miroir sur son bord le plus inférieur ; plus on redresse le miroir et plus on rend facile l'examen des parties antérieures du larynx ; il faut alors l'abaisser pour l'examen des parties postérieures ; il faut, de plus, faire fonctionner l'appareil vocal pendant l'examen, afin de bien voir si quelques-uns des mouvements ne sont pas incomplets. Pour cet examen, on fait prononcer au malade la voyelle *è* ou *a*, et, si quelques parties du larynx sont vues moins parfaitement, on fera donner un son plus aigu dont l'émission nécessite l'élévation du larynx et rend par conséquent cet examen plus facile.

L'image obtenue dans le miroir est verticale ; les parties antérieures du larynx sont en haut ; les côtés droit et gauche n'ont pas changé par rapport au malade. Cette image est donc redressée et non pas renversée.

Difficultés de l'exploration.

Plusieurs obstacles peuvent gêner l'examen laryngoscopique ; nous allons passer en revue ceux qui se présentent le plus fréquemment, et je vous enseignerai les moyens les plus convenables pour les surmonter le plus facilement.

1o Ouverture insuffisante de la bouche. — Il est très-rare que cet obstacle tienne à une cause matérielle ; il est occasionné ordinairement par un état nerveux du malade, et il suffit d'un peu de patience pour faire son éducation à ce sujet. Le moyen qui réussit le plus souvent est de faire devant lui l'examen d'un autre malade.

2o Langue en dos d'âne. — Ce relèvement de la partie postérieure de la langue est souvent difficile à vaincre ; certains malades sont très-peu maîtres des mouvement de leur langue, et le plus sûr moyen, dans ces cas, est de les poser devant une glace et de les faire s'exercer à voir eux-mêmes leur pharynx sans le secours d'une cuillère.

3o Sensibilité exagérée de la muqueuse palatine et de la luette. — Certains malades, et ce sont le plus souvent des arthritiques atteints de dyspepsie, certains malades ont une telle sensibilité réflexe de la muqueuse palatine que le moindre contact suffit pour leur donner des nausées ; cette sensibilité est d'autant plus difficile à vaincre qu'elle est liée le plus souvent à un état dyspeptique du malade, état que l'on ne peut pas modifier du jour au lendemain. Dans ces cas, il faut avoir recours à une anesthésie, quelquefois générale, par le bromure de potassium, mais surtout locale en faisant sucer un morceau de glace, ou par un gargarisme au bromure de potassium et à la morphine, ou, mieux encore, au moyen d'une pulvérisation de quelque minutes avec le mélange suivant :

Pulvérisation ;

Bromure de potassium. . . . . . . 4 gr.
Hydrochlorate de morphine . . . . . 0 » 04
Eau distillée. . . . . 40 »

La moitié pour une pulvérisation faite quelques minutes avant l'application du miroir.

Il est indispensable, dans ces cas, d'avoir une grande dextérité et de placer vivement le miroir aryngien pour faire un examen rapide des parties les plus importantes.

4o Hypertrophie de la luette. — Il est très-rare que cette hypertrophie soit un obstacle sérieux à l'examen du larynx ; lorsqu'elle est trop volumineuse, on peut chercher à la diminuer par des cautérisations ; on a même conseillé d'en pratiquer l'excision, mais c'est une opération dont on a singulièrement abusé et qu'il ne faut pratiquer que dans un but thérapeutique. Les différents relève-luette imaginés pour remédier à l'hypertrophie de cet organe sont difficiles à manier, et le moyen le plus pratique consiste à placer son miroir aussi bas que possible et à l'appuyer fortement sur la luette, que l'on comprime alors contre la paroi postérieure du pharynx.

5° **Hypertrophie des amygdales.** — Lorsque les amygdales sont volumineuses, il faut se servir d'un miroir très-petit; lorsqu'elles sont assez volumineuses pour gêner l'examen, même avec un petit miroir, il faut alors avoir recours à la cautérisation pour les diminuer de volume ou en faire l'ablation avec un amygdalotome.

6° **Abaissement de l'épiglotte.** — L'épiglotte est la partie du larynx qui présente le plus de variations individuelles dans ses dimensions et dans sa forme : c'est la partie qui donne à chaque appareil vocal sa physionomie spéciale. Dans certains cas, l'ouverture laissée par les deux bords de l'épiglotte n'est pas assez considérable pour permettre un examen bien complet du larynx ; mais dans les cas où cet organe est très-abaissé, tout examen devient impossible par les moyens ordinaires ; il faut alors placer le miroir très-bas et le foyer lumineux très-haut et même avoir recours à un moyen artificiel pour relever l'épiglotte. Divers appareils et pinces ont été imaginés dans ce but, mais ils sont tous d'un maniement difficile, le moyen le plus simple est, le plus ordinairement. de pratiquer une ou deux cautérisations du ligament glosso-épiglottique : le tissu cicatriciel relève alors l'épiglotte en vertu de sa rétraction.

L'examen de la partie postérieure des fosses nasales se fait avec un miroir très-petit, en ayant soin de renverser le miroir après l'avoir placé en arrière de la luette. Pour faciliter cet examen, il faut faire prononcer au malade le son nasal AN ; cette émission exige, en effet, l'abaissement du voile du palais et son écartement de la paroi postérieure du pharynx. Cet espace est quelquefois très-peu considérable et devient alors un obstacle à l'application du miroir rhinoscopique.

Ces examens exigent une assez grande habitude, et je ne saurais trop recommander de ne jamais négliger les occasions qui peuvent se présenter pour s'exercer à les faire avec rapidité.

II

Historique des classifications. — Classifications anatomiques. — Classification que j'adopte : division des angines en quatre classes : 1. Angines locales ; 2. Angines localisées aiguës et chroniques ; 3. Névroses ; 4. Tumeurs. — Raisons qui m'ont fait ne pas admettre l'existence de l'angine herpétique.

Avant d'aborder l'étude de chaque maladie du larynx en particulier, je vais faire l'historique des différentes classifications proposées jusqu'à ce jour, et vous donner les raisons qui m'ont fait adopter la classification qui nous servira de guide pour l'étude des maladies de l'appareil vocal.

L'application du laryngoscope à l'étude des maladies du larynx a permis d'en suivre l'évolution avec une facilité et une précision impossible à réaliser avant cette découverte. La laryngologie ne date d'une façon scientifique que de ce jour, et nous n'aurons donc à étudier que les classifications proposées depuis cette époque.

Les Allemands, et ceux qui en France sont les adeptes de toutes les théories qui nous viennent de ce pays, les Allemands, dis-je, ne s'attachant qu'à la lésion locale, vue avec le laryngoscope, ont basé une classification sur les différents éléments anatomiques atteints par la maladie, et sur les différents points du larynx dont les éléments anatomiques étaient lésés.

Ainsi ils reconnaissaient :

1. La laryngite glanduleuse;

2. La laryngite ulcéreuse ;

3. La laryngite œdémateuse ;

4. La laryngite hypertrophique ;

5. La laryngite nécrosique.

Dans leur article du dictionnaire encyclopédique, MM. Peter et Krisbaber ont essayé de combler une partie des lacunes de cette classification, la description que je vais vous en tracer vous permettra de juger par vous-mêmes ses nombreuses imperfections.

CLASSIFICATION ANATOMIQUE

Cinq classes de maladies du larynx.

I. Troubles de circulation comprenant deux groupes :

a. L'hypérémie ; *b.* l'anémie.

II. Inflammations qui comprennent six groupes :

1er *Groupe.* — Laryngite simple catarrhale aiguë ou chronique et laryngite striduleuse.

2e *Groupe.* — Comprenant laryngite intense, épiglottite, périchondrite, chondrite, abcès, laryngite œdémateuse

3e *Groupe*. — Laryngite diphthéritique.

4e *Groupe*. — Laryngite glanduleuse et laryngite hypertrophique.

5e *Groupe*. — Laryngites secondaires des fièvres éruptives.

6e *Groupe*.— Laryngites diathésiques, tuberculeuses et syphilitiques.

III. CLASSE.— Hypertrophie ou atrophie des cordes vocales.

IVe CLASSE. — Tumeurs, polypes et cancers.

Ve CLASSE. — Névroses.

Cette classification est encore basée surtout sur la constatation d'un symptôme local et peut ainsi faire confondre des maladies très-différentes comme marche, pronostic et traitement. Je crois utile de citer l'exemple suivant à l'appui de ce que j'avance :

La laryngite œdémateuse (qui, dans cette classification, forme une maladie nettement caractérisée) peut survenir dans trois cas très-différents.

1. Chez un individu très-bien portant par ailleurs et par une simple impression du froid.

2. Chez un phthisique et comme symptôme de phthisie laryngée du second degré.

3. Chez un syphilitique atteint d'accidents tertiaires du larynx.

Dans la classification anatomique que je viens de vous décrire, ces trois cas rentrent dans la même catégorie, vous voyez cependant, par la seule énumération que je viens de vous en faire que ces trois exemples, quoiqu'à peu près semblables au simple examen laryngoscopique sont essentiellement dissemblables et pour le pronostic et pour le traitement.

Dans son *traité des angines* paru en 1868, M. le professeur Lasègue a réagi contre ces doctrines et, avec l'esprit généralisateur qui le caractérise, a posé quelques principes généraux qui ont été suivis par notre regretté maître et ami le professeur Isambert, dans ses leçons cliniques de Lariboisière; cet éminent patricien joignait à des connaissances très-approfondies de pathologie générale une tres-grande habitude du maniement du laryncoscope, aussi la classification qu'il professait peut-elle être offerte comme un modèle, et je ne puis qu'en conserver les divisions principales pour la classification que je vous propose et qui me sert de guide pour l'examen de mes malades.

1re CLASSE. — Angines primitives ne se rattachant à aucun état morbide général.

Se divise en deux groupes :

1er groupe, angine inflammatoire aiguë.

	A angine catarrhale aiguë.	
2e groupe angine catarrhale.	B angine catarrhale chronique.	des chanteurs. orateurs. fumeurs. alcooliques. cochers. par poisons. par vapeurs irritantes, etc.

2e CLASSE, angines secondaires ou localisées liées à un état morbide général ; deux groupes :

1er groupe, angines aiguës.	de la rougeole. variole. scarlatine. fièvre typhoïde. diphthérie. fièvre herpétique. morve. du choléra.
2e groupe, angines chroniques.	syphilitique. scrofuleuse. tuberculeuse. arthritique.

3e CLASSE. — Troubles de l'innervation, névroses, comprenant deux groupes :

1er groupe. — Paralysies.

2e groupe. — Spasmes.

4e CLASSE. — Tumeurs comprenant également deux groupes.

1er *groupe.* — Polypes.

2e *groupe.* — Cancer ou tumeurs malignes.

Dans cette classification, nous avons conservé, comme vous pouvez le voir, la caractéristique *angine*, parce que c'est un nom général et qui ne préjuge en aucune façon la partie de l'appareil vocal atteinte par la maladie, et qui peut s'appliquer également à toutes les périodes de l'affection soit qu'elle débute par le pharynx, soit que le début ait lieu par les cordes vocales.

Ainsi que vous pouvez en juger par le tableau qui précède, j'ai divisé les angines en quatre classes, mais les deux premières classes comprennent à elles seules presque toute la pathologie de l'appareil vocal ; si j'ai admis une étude séparée pour les troisième et quatrième classes, c'est surtout à cause de la physionomie particulière des névroses et des tumeurs qui nécessitent le plus souvent une thérapeutique spéciale, même dans les cas où ces états morbides se ratachent à l'un des groupes de maladies étudiées dans les deux premières classes.

Dans le but de rendre plus facile l'étude de la pathologie laryngée et de vous permettre, par une vue d'ensemble, de mieux saisir les motifs qui m'ont guidé dans le choix de la classification que je vous propose, je vais vous énumérer les caractères principaux de chacun des groupes qui la constituent et vous faire connaître, en un mot, la caractéristique de chacun de ces groupes.

PREMIÈRE CLASSE

La 1re classe comprend les angines primitives ne se rattachant à aucun état morbide général.

Selon que l'élément glandulaire est plus ou moins atteint, nous avons divisé cette classe en deux groupes: le premier comprenant les angines inflammatoires simples et le second les angines catarrhales.

1er groupe. — Angine inflammatoire. C'est l'angine aiguë simple ; elle est ordinairement plus localisée que l'angine catarrhale ; son siége de prédilection est aux piliers ou aux amygdales ; lorsqu'elle est intense, elle prend un caractère phlegmoneux, très marqué surtout à la région péri-amygdalienne. Cette angine est occasionnée le plus souvent par l'impression directe d'une substance irritante et peut être aussi le résultat d'un brusque refroidissement.

2e groupe. — Angine catarrhale aiguë et chronique. De toutes les angines aiguës, la forme catarrhale est de beaucoup la plus fréquente ; elle est caractérisée par sa localisation toute spéciale sur le système glandulaire, très développé, comme vous le savez, dans cette région ; elle présente beaucoup plus de tendance à la généralisation que l'angine inflammatoire. Souvent cette affection ne reste pas limitée à la gorge, et l'on voit survenir le coryza et la bronchite de même nature : La réunion de ces trois symptômes constitue la grippe, maladie essentiellement catarrhale et épidémique dont l'angine catarrhale n'est que l'un des trois stades caractéristiques.

L'angine catarrhale à forme chronique ne survient généralement qu'à la suite d'une ou de plusieurs angines catarrhale aiguës ; quelquefois cependant, lorsque cette affection est occasionnée par l'action très souvent répétée d'irritations très localisées, les poussées d'état aigu peuvent passer inaperçues, de sorte que l'on voit l'angine catarrhale chronique s'établir d'emblée ; les chanteurs, les orateurs, les fumeurs, les buveurs d'alcool, les cochers présentent ces conditions toutes spéciales qui peuvent également survenir sous l'influence directe ou indirecte de certains médicaments ou poisons et permettent à l'angine catarrhale chronique de s'établir d'emblée.

Dans cette variété, en raison même de la nature catarrhale et chronique de l'affection, on voit les glandes du pharynx et même du larynx s'hypertrophier peu à peu par excès de fonction et donner ainsi naissance à un symptôme que l'on a appelé pendant longtemps *angine glanduleuse* et dont on a fait à tort une entité morbide distincte. Cet aspect glanduleux n'est pas, du reste, toujours identique, et nous verrons, à l'étude de chaque angine en particulier, que la forme des glandes varie avec la nature de la cause qui en a déterminé l'apparition et peut même, dans un assez grand nombre de cas, servir d'élément de diagnostic.

DEUXIÈME CLASSE

La deuxième classe comprend les angines secondaires ou localisées liées à un état morbide général. Nous aurons à étudier deux groupes : le premier comprenant les angines liées à un état morbide général aigu et le second les angines liées à un état morbide général chronique ou diathésique. Les angines aiguës qui constituent le premier groupe sont liées, le plus ordinairement à des affections pendant le cours desquelles, en raison de l'état fébrile du malade, il est souvent difficile de faire un examen laryngoscopique assez complet ; de plus, dans un assez grand nombre de cas, comme la variole, la scarlatine, la rougeole, la fièvre typhoïde, etc. cette angine n'est fréquemment qu'un incident sans importance au milieu de phénomènes plus graves, incident dont l'apparition ne nécessite aucune intervention thérapeutique active.

Ces différents motifs nous déterminent à faire une étude moins approfondie des angines qui constituent ce groupe nous réservant d'étudier avec beaucoup plus de détails les angines chroniques, dont l'examen laryngoscopique présente plus de facilité et qui, en raison même de cette chronicité, se présenteront beaucoup plus souvent à votre consultation pour obtenir l'amélioration et même la guérison qu'ils seront en droit d'attendre d'une thérapeutique bien dirigée.

Les angines qui constituent le second groupe sont liées à des affections générales, à marche essentiellement chronique ; *syphilis, scrofule, tuberculose, arthritisme* ; et, en raison de la ténacité et de la gravité de la plupart d'entre elles, ces variétés d'angines exigent souvent l'emploi do moyens thérapeutiques assez énergiques, et méritent, par cela même, d'occuper l'attention du médecin d'une façon toute spéciale. De plus, si dans un assez grand nombre de cas, par l'examen local et général du malade, on peut facilement arriver à poser un diagnostic certain de la nature de l'angine ; il en est d'autres au contraire où ce diagnostic présente d'assez grande difficultés. Pour nous rendre ce travail plus facile, je vais aujourd'hui vous énumérer les symptômes principaux et la caractéristique de chacune de ces variétés d'angine chronique me réservant dans nos leçons ultérieures de faire avec le plus grand détail l'étude de chacune d'elles en particulier.

1. Angine *syphilitique*, elle débute par la partie supérieure du voile du palais, de là elle s'étend sur les piliers et n'envahit que plus tard la face postérieure du pharynx ; pendant la période des accidents secondaires, les ulcérations syphilitiques ne se montrent jamais sur les parties plus profondes que la face postérieure de l'épiglotte. A la période tertiaire les parties inférieures sont envahies et l'on voit survenir les lésions syphilitiques des cordes vocales. La marche de l'angine syphilitique se fait donc de dehors en dedans elle est *descendante*.

2. Angine *scrofuleuse*, elle débute par la face postérieure du pharynx et succède le plus souvent à un coryza chronique, elle envahit ensuite par une marche ascendante les parties supérieures du voile du palais, un peu plus tard il se fait une seconde poussée vers les parties inférieures du pharynx et le début de cette seconde poussée a lieu également à la partie supérieure de la face postérieure du pharynx, nous pouvons donc constater ici une marche divergente de l'affection avec début à la face postérieure du pharynx.

3. Angine des *tuberculeux* ou phthisie laryngée, elle débute par le larynx, et les points primitivement malades sont la commisssure postérieure (aspect velvetique) et le bord libre des cordes vo-

cales; plus tard surviennent les lésions des éminences aryténoïdes et de l'épiglotte, mais alors les lésions pulmonaires sont déjà très-appréciables, nous
pouvons donc constater ici une marche *ascendante*
avec début par les parties inférieures du larynx.

4. Angine *arthritique*, dans cette affection on
constate une généralisation plus marquée que dans
les autres variétés que nous venons de passer en
revue, le plus souvent le début se fait simultanément par les piliers, par la commissure
postérieure et par la partie postérieure des cordes
vocales; mais ces différentes manifestations sont
superficielles et caractérisées par une coloration
rouge vif d'une nuance toute spéciale.

A ces caractères différentiels nous pourrions
joindre l'aspect des granulations et leur volume
qui varie avec chacune de ces variétés, mais
cette description exigerait de trop longs détails
et trouvera une place beaucoup plus digne de son
importance, lors de l'étude de chacune do ces
angines.

Dans cette revue sommaire des angines secondaires chroniques, vous pouvez remarquer que je
ne parle pas de l'angine *herpétique;* avant de quitter
ce sujet, je tiens à vous faire remarquer que ce
n'est pas un oubli involontaire de ma part, et que si
je ne range dans aucun groupe l'angine herpétique,
c'est que je n'y crois pas comme entité morbide et

que je me suis décidé à rayer du cadre des affections laryngées, cette variété d'angine dont on a
abusé depuis quelques années, sans jamais parvenir
à en bien délimiter les caractères.

Jusqu'à ce jour, chez tous les malades que j'ai
examinés et qui étaient soi-disant atteints d'angine
herpétique, j'ai pu constater : soit une angine strumeuse soit, plus souvent, une angine arthritique ; et,
lorsque l'on se donne la peine d'analyser, sans parti
pris, les observations bien rédigées d'angine herpétique, on trouve constamment, chez les malades qui
en sont atteints, soit des antécédents de scrofule,
soit des antécédents d'arthritisme qui permettent
de douter de la nature herpétique de l'angine qui
fait le sujet de l'observation.

Il suffit, du reste, de réfléchir à la fréquence des
affections cutanées, eczémateuses ou autres, qui se
montrent, soit dans l'enfance, soit pendant l'adolescence, chez les sujets scrofuleux ou arthritiques
pour voir combien il est puéril de baser un diagnostic
d'herpétisme ou d'angine herpétique sur la simple
constatation d'une affection dartreuse à l'une de ces
deux périodes de l'existence du malade.

Le temps ne me permet pas aujourd'hui de mul-
tiplier les exemples en faveur de la thèse que je
soutiens ; je vous ai développé la marche de mon
argumentation. Lorsque j'aborderai ce sujet dans une
conférence clinique, je vous ferai la lecture de

observations qui ont motivé ma manière de voir, et vous pourrez, par vous-même, juger si mes conclusions sont bien fondées.

TROISIÈME CLASSE

La 3me classe comprend les troubles de l'innervation ; elle peut se subdiviser en deux groupes :

1er groupe, *paralysies* ; 2me groupe, *spasmes*.

Les paralysies comme les spasmes peuvent tenir soit à une cause étrangère au larynx, soit à une maladie de l'appareil vocal lui-même ; à part cette observation leur classification ne présente rien à noter de particulier dans cette étude sommaire.

QUATRIÈME CLASSE

La 4me classe comprend les *tumeurs* ; un certain nombre des tumeurs du larynx sont la conséquence d'une des variétés d'angines chroniques de la seconde classe, ces tumeurs seront étudiées en même temps que les maladies qui leur ont donné naissance, il nous restera, dans un chapitre spécial et qui constituera alors notre 4me classe à étudier les polypes ne se rattachant à aucune de ces angines chroniques. Dans un autre chapitre nous ferons l'étude des tumeurs malignes ou cancéreuses qui sont bien liées à un état morbide général, mais qui à cause de leur marche et de leur thérapeutique pourront faire le sujet d'une étude à part et toute spéciale qui nous conduira à étudier la thérapeutique chirurgicale des affections du larynx.

III

PREMIÈRE CLASSE

1er groupe

Le premier groupe de la première classe comprend l'angine inflammatoire aiguë, qui est une inflammation simple de la muqueuse des voies respiratoires ; le plus souvent cette inflammation reste superficielle, mais quelquefois elle envahit les couches profondes de la muqueuse et les tissus sous-jacents, et se termine par la formation d'un abcès.

Ordinairement cette angine inflammatoire aigue se limite à une partie assez circonscrite de l'appareil vocal, ce qui nous permettra de faire une étude séparée de son évolution sur les différentes parties de cet appareil ; nous étudierons donc successivement :

1º L'amygdalite simple ;

2º L'amygdalite phlegmoneuse ;

3º La periamygdalite phlegmoneuse ;

4º L'épiglottite ;

5º L'œdème aigu de la glotte qui devrait être nommé, à plus juste titre, œdème des éminences aryténoïdes ;

6º La laryngite simple ;

7º La laryngite striduleuse.

1° *Amygdalite simple.*

Cette affection est caractérisée par le gonflement, la rougeur, la dureté de l'amygdale avec chaleur, sécheresse de la gorge et difficulté, plus ou moins grande, de la déglutition.

Le début a lieu le plus souvent sans prodromes ou avec des prodromes légers, mais, peu à peu, le gonflement devient plus considérable, la secrétion salivaire, devenue plus abondante, provoque de fréquents mouvements de déglutition qui sont le point de départ de nouvelles souffrances pour le malade; la voix devient nasonnée et comme étouffée, et, le plus souvent, le malade est tourmenté par une toux gutturale très pénible.

A l'examen, l'amygdale présente une couleur d'un rouge sombre, la muqueuse est épaissie, friable, et recouverte, en plusieurs endroits, de concrétions blanchâtres produites par les follicules de l'amygdale qui participent à l'inflammation. Souvent les deux amygdales sont malades, mais ordinairement elles ne le deviennent que l'une après l'autre et avec une intensité différente. Cette affection s'accompagne presque toujours de bourdonnements et de douleurs d'oreille, ce qui tient à la propagation de la phlegmasie du côté des orifices de la trompe d'Eustache.

Les ganglions sous-maxillaires sont ordinairement tuméfiés et douloureux, ce qui empêche souvent les malades de desserrer facilement les mâchoires

A l'état normal, les amygdales présentent des variations assez marquées dans leur position, plus ou moins en dehors ou en dedans des piliers ; il s'ensuit qu'à l'état pathologique, le gonflement de l'amygdale est plus ou moins prononcé en dedans ou en dehors, selon le cas ; et cette disposition nous permet de comprendre les variations assez marquées que l'on constate dans les troubles fonctionnels de cette affection.

L'amygdalite a une marche généralement assez rapide, du quatrième au sixième jour les symptômes locaux et généraux s'amendent brusquement, la fièvre tombe et la résolution de l'amygdale s'effectue rapidement.

Cette affection est commune dans la seconde enfance, mais elle atteint son maximum de fréquence de 15 à 25 ans.

Traitement. — Dans le but de faire avorter la maladie dès le début, on a proposé des cautérisations avec le nitrate d'argent ou des insufflations d'alun, mais ce traitement n'a, le plus souvent, fait que contribuer à augmenter l'inflammation de l'amygdale et aggraver l'état général.

Au début, il faut avoir recours aux gargarismes émollients, mucilagineux ; le repos, la chaleur de la chambre, les révulsifs aux membres inférieurs produisent ordinairement une amélioration assez sensible. Il faut avoir soin, en même temps, de soutenir les forces du malade avec des bouillies nutritives et du jus de viande. Vers le cinquième ou sixième jour il sera très bon d'avoir recours aux gargarismes astringents avec l'alun ou le chlorate de potasse, qui activent alors le travail résolutif.

Lorsque la résolution paraîtra s'effectuer avec difficulté, il ne faudra pas hésiter, aussitôt la période aiguë complétement disparue, à avoir recours à des badigeonnages avec une solution iodurée d'iode métallique pour éviter l'hypertrophie ultérieure de la glande et le passage de l'amygdalite à l'état chronique.

2° *Amygdalite phlegmoneuse.*

Pendant les quatre premiers jours tout se passe comme pour l'amygdalite simple, sauf, peut-être, un peu plus de prostration et de somnolence. Le cinquième jour, jour critique des angines aiguës, l'amygdale, au lieu de devenir moins turgescente, conserve sa rougeur et son volume, et cette rougeur devient même, le plus souvent, plus nettement prononcée ; on peut alors affirmer qu'il va se former un abcès de l'amygdale.

Suivant le siège plus ou moins profond de cet abcès, les symptômes qui l'accompagnent peuvent se prolonger plus ou moins et présenter plus ou moins d'intensité; la durée moyenne de cette seconde période est de 5 à 8 jours. Un matin, le malade se réveille guéri, son abcès s'étant ouvert pendant son sommeil ; il peut également s'ouvrir à la suite d'un effort de vomissement ou d'une secousse de toux, les malades sentent, tout à coup, la bouche s'humecter, et en crachant ils s'aperçoivent qu'ils rejettent un pus phlegmoneux mêlé à des mucosités.

A l'examen, on aperçoit l'amygdale rouge violacée, et toute la partie où se trouvait l'abcès est affaissée ; en un point de cette surface on peut voir une gouttelette de pus qui ferme l'orifice de l'abcès. Lorsque le sujet est débilité, et que l'abcès est considérable, il peut se produire un sphacèle d'une partie de la glande.

Comme traitement il faut avoir recours aux émollients sous toutes les formes, les gargarismes tièdes et mucilagineux souvent répétés, les gargarismes avec de l'eau de pavot et sur la partie correspondante du cou des cataplasmes et des frictions à la pommade belladonée ; il sera bon de continuer l'usage des révulsifs aux membres inférieurs et de faire prendre au malade un purgatif ou mieux un émeto-cathartique.

La fluctuation de l'abcès de l'amygdale est presque impossible à percevoir, cela rend très difficile l'intervention chirurgicale pour l'ouverture de cet abcès.

Chez les sujets lymphatiques où à la suite d'applications caustiques intempestives, l'amygdale enflammée peut être quelquefois frappée de gangrène ; il faut alors avoir recours aux préparations toniques, et toucher les parties sphacelées avec de la poudre de quinquina ou avec une solution de chloral au centième. Lorsque l'abcès est ouvert, il est bon d'avoir recours au gargarisme avec le chlorate de potasse ou avec l'alun.

3o *Peri-amygdalite phlegmoneuse.*

Cette affection comprend deux périodes, une première que l'on peut appeler superficielle, pendant laquelle la membrane muqueuse seule est malade ; et une seconde, pendant laquelle le tissu cellulaire est atteint et qui est par conséquent plus profonde.

Le début de la peri-amygdalite phlegmoneuse ne se distingue pas le plus souvent du début des deux maladies que nous venons d'étudier ; cependant, si l'on examine l'arrière-gorge, avec une certaine attention, on peut constater une rougeur foncée d'aspect chagriné et limitée assez exactement aux points qui seront ultérieurement le siége de l'abcès, ce point est, de plus, légèrement œdematié. L'amygdale

est volumineuse, et sa surface est couverte par endroits d'une exsudation blanc jaunâtre.

Peu à peu le malade devient plus abattu, il est
pris d'un frisson intense, l'état fébrile devient considérable, la déglutition impossible, la sécheresse
de la gorge et la soif sont un tourment continuel
pour le malade, l'anxiété devient considérable, la
salive est collante, la parole difficile, la voix nasón-
née ; les mâchoires s'écartent de moins en moins,
souvent il devient impossible d'examiner l'arrière-
gorge, et si le toucher est encore possible, on sent
un empâtement et un gonflement considérable de toute
la région , mais sans pouvoir affirmer la sensation
d'une fluctuation bien évidente.

L'anxiété du malade devient extrême, sa respiration est pénible , il éprouve la sensation d'une
suffocation imminente et il réclame ordinairement
avec instance l'ouverture de son abcès.

Cette seconde période a une durée de 5, 6 et même 7 jours, puis l'abcès s'ouvre et se vide tout d'un
coup, le malade se trouve guéri et il entre en
convalescence.

Traitement. — On a longtemps abusé d'une médication antiphlogistique active : applications de
sangsues *loco dolenti* et saignées générales; mais on
a depuis reconnu que ce traitement abortif n'a jamais réussi, et que l'on ne parvenait par cette médi-

cation, qu'à retarder la marche régulière de l'affection et prolonger ainsi les souffrances du malade.

J'engage donc les médecins à savoir résister aux instances de leur client, et surtout de son entourage qui demande le plus ordinairement l'emploi de ce traitement et à n'avoir recours qu'aux émollients, sous toutes les formes, tant en cataplasmes qu'en gargarismes mucilagineux ; il faut éviter également de permettre les boissons froides et la glace, qui donnent, il est vrai, quelques instants de bien-être au malade, mais occasionnent ensuite une recrudescence des symptômes inflammatoires.

Si la tension de la partie malade devient par trop considérable, il est utile d'avoir recours à des scarifications directes sur la tumeur, mais pour obtenir un soulagement durable, il faut que ces scarifications soient nombreuses et assez profondes.

En raison de l'impossibilité de constater la fluctuation, il est très rare que l'on parvienne à ouvrir l'abcès avec le bistouri, ordinairement il ne sort, après la ponction, qu'un peu de sang très épais et l'abcès ne s'ouvre le plus souvent que quelques heures plus tard ou même le lendemain, et cette ouverture se fait alors sur un autre point que celui de la ponction.

Si la suffocation paraît imminente, il faut savoir rassurer le malade et se rappeler qu'elle reste à cet état d'imminence et est plus terrifiante en apparence, que dangereuse au fond.

Les vomitifs sont très utiles, ils font d'abord tomber le pouls et diminuer la fièvre, et de plus par les secousses qu'ils déterminent, ils peuvent, si l'abcès est assez avancé, en déterminer l'ouverture.

En même temps que l'on fera usage des émollients sous toutes les formes, il sera très utile de faire prendre des bouillies nutritives et du jus de viande de manière à soutenir les forces.

4° *Epiglottite aiguë.*

Cette inflammation est limitée le plus souvent au bord de l'épiglotte, dans la plupart des cas, elle est occasionnée par une brûlure et quelquefois par l'impression du froid. Il y a ordinairement un peu de dyspnée, mais surtout de la dysphagie, parce que, les mouvements de l'épiglotte étant très douloureux, l'abaissement de cet organe, pour fermer l'orifice glottique au second temps de la déglutition, s'accompagne d'une violente douleur.

Cette affection a une marche très aiguë et une durée de 5 à 6 jours. Le traitement consiste surtout à faire des fumigations émollientes, à respirer un air chaud et à éviter, autant que possible, les mouvements de déglutition.

Lorsque l'impression du froid a été plus vive ou que la brûlure a été plus violente, l'inflammation ne temps que les applications de la glycérine morphinée, on a recours à des badigeonnages des parties œdématiées, soit avec un solution concentrée de sulfate d'alumine ou avec un glycerolé au tanin ou même, dans certains cas, avec une solution assez concentrée d'acide chromique : mais il faut, avec ce dernier médicament, agir avec prudence, car je me souviens avoir vu survenir une crise de suffocation très violente à la suite d'une application sur les éminences aryténoïdes d'une solution d'acide chromique au huitième. Je conseille donc de ne commencer d'abord les cautérisations à l'acide chromique qu'avec des solutions au vingt-cinquième ou au vingtième et de n'en augmenter que progressivement la dose en ayant soin de ne dépasser celle de un dixième que dans des cas tout à fait exceptionnels. Si l'asphyxie est imminente, on a recours à la trachéotomie. Nous décrirons cette opération lorsque nous ferons l'étude des tumeurs du larynx.

Laryngite inflammatoire.

Cette inflammation survient, comme celles que nous venons d'étudier précédemment, par l'impression du froid ou par l'action directe d'un corps irritant, elle reconnaît également pour causes spéciales les efforts brusques de la voix, les cris prolongés ; elle peut encore être déterminée par la toux opiniâtre de la *bronchite aiguë.*

Certains enfants ont une prédisposition toute spéciale pour cette affection et à chaque fois qu'ils sont atteints de bronchite, leur toux prend, les premiers jours, les caractères de la toux croupale en raison de l'inflammation et du gonflement des cordes vocales. Ce symptôme effraie beaucoup les parents. Il est très important que le médecin, après un examen attentif du petit malade, arrive à préciser son diagnostic afin de pouvoir les rassurer lorsqu'il se trouve en présence d'une de ces idiosyncrasies.

Dans ces cas, la laryngite n'a généralement qu'une durée assez éphémère, et, le plus souvent, le deuxième ou troisième jour de la bronchite la toux reprend son timbre normal.

Dans la laryngite inflammatoire aiguë il a été rarement possible de faire un examen laryngoscopique. Lorsque cette exploration a été possible, on a constaté une rougeur généralisée et un gonflement des bandes ventriculaires des cordes vocales et des éminences aryténoïdes ; lorsque l'inflammation est très vive, on a pu même constater une légère excoriation due à la desquammation épithéliale.

Dans certains cas, on a trouvé une rougeur plus vive et une inflammation en quelque sorte localisée à la commissure postérieure et à la partie sous-glottique du larynx, et l'on a remarqué que cette localisation de l'état inflammatoire s'accompagnait d'une toux beaucoup plus opiniâtre et presque incessante.

Cette remarque vous permettra chez les malades qui sont atteints de cette toux quinteuse, de présumer, même avant l'examen laryngoscopique, que l'on a affaire à cette localisation toute spéciale.

Les symptômes de cette affection sont : la sécheresse de la gorge avec du picotement, une sensation de brûlure et une soif assez vive ; selon le siège de l'inflammation, la voix sera plus ou moins éteinte et la toux plus ou moins fréquente. Lorsque la laryngite n'est pas accompagnée de bronchite, la réaction fébrile est peu intense.

La durée de la laryngite franchement aiguë est en moyenne de 5 à 8 jours, mais il persiste souvent après, et quelquefois pendant assez longtemps, de l'asynergie des cordes vocales qui est occasionnée par une irritation des anses nerveuses terminales dans la papille enflammée. Lorsque cette complication a lieu, la voix du malade conserve un timbre voilé et un peu rauque jusqu'à la parfaite guérison de l'asynergie vocale ; si cette asynergie est peu prononcée, elle ne porte aucune entrave à l'exercice ordinaire de la voix pour les besoins de la conversation ; mais lorsque le malade qui en est atteint est orateur ou chanteur, il a de la difficulté à bien rendre les différentes modulations de la voix, et il éprouve très rapidement une fatigue de l'appareil vocal qui le met dans l'impossibilité de donner la note juste.

Nous reviendrons sur ce sujet lorsque nous étudierons l'angine des orateurs et des chanteurs.

Traitement. Au début il faut donner des boissons chaudes et faire des inhalations de vapeurs ainsi que des pulvérisations de liquide émollient. Dans les cas de laryngite les gargarismes sont complètement inutiles puisque leur action ne s'étend qu'à la partie la plus supérieure du larynx.

Il faut, en même temps, toucher les parties malades avec une solution de glycérine morphinée au vingtième ; si cette opération n'est pas possible, il faut alors avoir recours à des pulvérisations chaudes faites avec le liquide suivant :

Hydrochlorate de morphine.... 0 gr. 20.
Glycérine...................... 40 gr.
Alcoolature d'aconit.......... 10 gr.
Eau........................... 80 gr.

Une cuillerée à bouche pour chaque pulvérisation.

En même temps on fera prendre au malade une potion calmante, on lui fera garder la chambre à une température assez élevée, en le priant autant que possible d'éviter de parler. Les inhalations chaudes seront très-utiles pendant les deux premiers jours Lorsque survient la complication de l'asynergie des cordes vocales il faudra avoir recours aux courants induits appliqués pendant trois ou quatre minutes avec un pôle en avant du larynx et l'autre en arriè-

re d'une des oreilles. Le traitement local consistera
en pulvérisations chaudes avec la formule que nous
venons d'indiquer plus haut, et en applications directes sur les cordes vocales de glycérine morphinée
au vingtième. Si l'on a affaire à des sujets nerveux
il sera très utile de leur faire prendre chaque jour
à l'intérieur de deux à quatre grammes de bromure de
potassium. Il est indispensable de leur recommander
en même temps d'éviter tout exercice un peu prolongé de la voix.

Laryngite striduleuse.

Un enfant de six à dix ans, atteint depuis un ou
deux jours d'une bronchite aiguë ou d'un peu de laryngite s'est endormi aussi tranquillement que d'habitude; tout à coup, vers le milieu de la nuit, il est
brusquement arraché au sommeil par une sensation
de suffocation imminente, il se dresse sur son lit et
cherche à échapper au péril dont il se sent menacé ;
la dyspnée est considérable, les inspirations rapides,
saccadées, la respiration est bruyante et accompagnée à chaque inspiration d'un sifflement prolongé,
la toux est rauque et souvent aiguë (toux striduleuse)
la voix est enrouée, déchirée ; le petit malade dans
une agitation extrême peut quelquefois présenter des
symptômes convulsifs et l'on voit souvent survenir
la congestion et la turgescence de la face qui sont
les signes d'une asphyxie commençante.

Les parents affolés croient à une atteinte subite de croup, mais vous pouvez les rassurer avec toute certitude, car vous avez affaire à une attaque de laryngite striduleuse. En effet, au bout de quelque temps, l'accès diminue peu à peu d'intensité et se termine même quelquefois aussi brusquement qu'il a débuté ; tout rentre dans l'ordre, et, le plus souvent, l'enfant reprend son sommeil interrompu et achève sa nuit avec le plus grand calme.

Le traitement de cette affection ne présente rien de particulier, il est bon toutefois de faire usage des sinapismes aux jambes et des applications réitérées d'une éponge imbibée d'eau chaude sur le devant du cou, ainsi que des inhalations de vapeur d'eau.

Lorsque la durée de l'accès se prolonge il faut avoir recours à un vomitif.

Angines inflammatoires chroniques.

A la suite d'une ou de plusieurs atteintes d'angine inflammatoire aiguë, il peut succéder, chez certains malades une inflammation subaiguë ou même chronique des différentes partie de l'appareil vocal ; mais, en raison du grand nombre de glandes qui se trouvent réparties dans toute cette région, cette inflammation chronique se localise tout particulièrement sur le système glandulaire, et l'affection prend alors la forme de l'angine catarrhale chronique, cette considération nous engage à en réserver l'étude au chapitre qui traitera de l'angine catarrhale chronique.

Je ferai cependant une exception pour l'amygdalite chronique qui présente une allure un peu spéciale tant à cause de sa localisation nettement limitée qu'à cause de cette hypertrophie souvent très considérable qui lui donne un cachet tout particulier.

Amygdalite chronique et hypertrophie des amygdales.

En étudiant les différentes variétés de l'amygdalite aiguë, nous avons vu que la résolution ne se produisait souvent que d'une manière très imparfaite, l'on peut joindre à cette cause celle qui résulte d'un volume congénital exagéré des amygdales, volume qui n'est pas exclusif, comme on l'a cru longtemps, au tempérament scrofuleux. En raison de cette double cause, nous pourrons trouver, chez un grand nombre de jeunes gens, des amygdales très volumineuses avec une tendance toute spéciale à des atteintes fréquentes d'amygdalites subaiguës qui, laissant elles-mêmes de nouvelles traces de leur passage, déterminent, chez certains sujets, un volume souvent très considérable des amygdales. De plus, cet état inflammatoire presque continu de l'amygdale détermine souvent sur les parties qui l'entourent une inflammation de voisinage dont la propagation au pharynx et à l'orifice de la trompe d'Eustache peut occasionner des désordres fonctionnels assez préjudiciables tels que la surdité, dans quelques cas de propagation à la trompe d'Eustache.

Ces différentes considérations ont déterminé un grand nombre de médecins à essayer de combattre cette amygdalite chronique et cette hypertrophie des amygdales et par des traitements médicaux et par des moyens chirurgicaux.

Comme thérapeutique médicale on a eu recours aux applications directes de substances plus ou moins caustiques. La médication employée pendant long-temps consistait à faire des cautérisations avec de l'alun soit en poudre soit mêlé avec du miel ; quelques résultats heureux ont été obtenus mais ils ne sont pas assez nombreux pour nous engager à y avoir recours.

L'iode métallique, en solution concentrée a donné à Isambert des résultats plus favorables, voici la formule dont il faisait usage :

Iode métallique.........	0 gr. 50
Iodure de potassium...	1 gr. 00
Glycérine	10 gr. 00

En badigeonnage sur les amygdales.

Ce traitement demande à être continué pendant longtemps et avec beaucoup de régularité, aussi les malades ont rarement la constance de continuer le traitement pendant le temps nécessaire. Dans le but d'en activer les effets, je fais faire matin et soir par les malades un badigeonnage avec une teinture concentrée d'une plante du Brésil le *tayuya*, et je pratique, moi-même, deux fois par semaine, une cautérisation avec une solution d'iode métallique au dixième ou au quinzième selon les cas. Sous l'influence de cette double médication, j'obtiens des résultats beaucoup plus rapides. Lorsque, par ce traitement, l'amélioration se fait attendre un peu trop longtemps, je remplace l'une des cautérisations bi-hebdomadaires à l'iode métallique par une cautérisation avec une pointe fine d'un galvano-cautère au rouge blanc. Cette cautérisation n'est pas douloureuse, et les malades la supportent très facilement. Dans les cas assez rares où ce traitement ne donne pas de résultats satisfaisants ou lorsque le malade n'a pas la patience de s'y soumettre pendant le temps nécessaire, j'ai alors recours au traitement chirurgical et je pratique l'ablation des amygdales. Pour cette opération je me sers d'un amygdalotome perfectionné d'Aubry, à lame de bistouri courbe sectionnante ; l'instrument tranche l'amygdale avec beaucoup plus de facilité que l'ancien appareil à anneau sectionnant, ce qui rend cette opération beaucoup moins douloureuse.

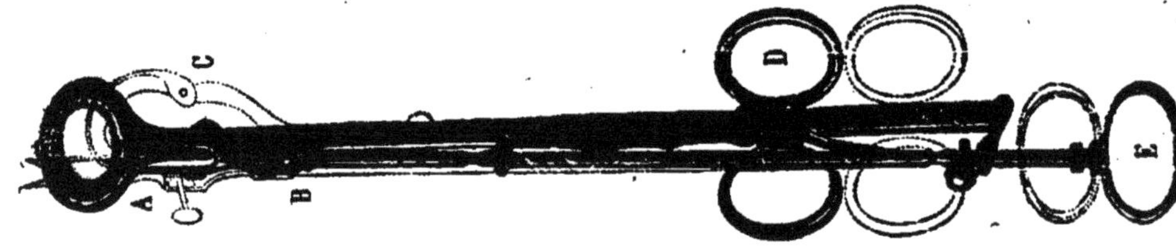

MANUEL OPÉRATOIRE

1° Mettre deux doigts dans les anneaux D.

2° Le pouce dans l'anneau ovale E.

3° Engager l'amygdale dans la fenêtre A de l'instrument.

4° Rapprocher les doigts engagés dans les anneaux D de celui du pouce engagé dans celui E et la fourchette en 2 piques de lance fixe l'amygdale qui ne peut plus sortir.

5° La fourchette en glissant dans une rainure pratiquée sur le dessus du corps de l'instrument se soulève lorsqu'elle est arrivée au bout de sa course et tend plus ou moins l'amygdale suivant que l'on a élevé la vis B.

6° L'amygdale tendue, la lame sectionnante part et coupe sans aucun effort en décrivant l'arc de cercle comme il est indiqué par le pointillé C.

Après cette opération, il faut avoir soin de faire gargariser le malade avec des décoctions émollientes et mucilagineuses et de ne lui permettre pendant quelques jours qu'une nourriture composée de bouillies et de potages.

IV

Deuxième groupe.

Le deuxième groupe de la première classe des angines comprend :

1° L'angine catarrhale aiguë ;

2° Les angines catarrhales chroniques.

1° Angine catarrhale aiguë.

En raison du grand nombre de glandes et de follicules closes réparties dans les différentes régions de l'appareil vocal, l'angine à forme catarrhale est de beaucoup l'affection aiguë la plus fréquente.

L'étude anatomique de la muqueuse de cette région, et de la disposition topographique des glandes, nous permettra, malgré le caractère de généralisation particulier aux affections catarrhales, de prévoir quels seront les points les plus touchés par l'inflammation.

L'examen de l'arrière-gorge nous montre une rougeur vive avec tuméfaction marquée surtout aux points où la muqueuse est doublée d'un tissu cellulaire lâche : la luette, les amygdales, les piliers. Dès le début de l'affection, on peut constater une apparence sèche et luisante de la muqueuse, mais cette période de sécheresse n'a qu'une durée très éphémère, et bientôt au contraire, l'aspect de la muqueuse est chagriné, ce qui tient à l'engorgement glandulaire ; sa surface se recouvre d'une sécrétion d'abord muqueuse et incolore, mais qui devient bientôt blanchâtre ou blanc jaunâtre, et en raison de sa viscosité reste fixée sur la face postérieure du pharynx et sur les amygdales. En même temps que la luette devient plus épaisse, elle s'allonge et peut dans certains cas, arriver à toucher la face supérieure de la langue; l'aspect granuleux, dû au relief des glandes augmente de volume, devient de plus appréciable, mais il est surtout prononcé aux parties supérieures et latérales de la face postérieure du pharynx, ainsi que dans le voisinage des piliers postérieurs ; au voile du palais cet aspect granuleux est beaucoup moins prononcé, il reste à l'état d'aspect chagriné accompagné d'une rougeur très vive qui se continue, le plus souvent, avec une rougeur assez intense des piliers antérieurs.

Au laryngoscope, on peut constater une teinte rosée et de fines arborisations des cordes vocales, mais l'adhérence de la muqueuse au tissu fibreux sous-jacent ne permet que très peu d'épaississement de la corde vocale en totalité ; cependant au niveau du chapelet de glandes qui limite les bandes d'épithélium pavimenteux de leur bord libre, on voit un relief de ces glandes augmentées de volume par la prolifération des éléments épithéliaux contenus dans leur cul-de-sac, et par la production de globules de pus. Dans quelques cas, lorsque l'inflammation catarrhale est très vive, on peut apercevoir, à l'orifice du conduit excréteur des glandes, une desquammation superficielle, mais qui n'atteint les couches dermiques que dans des cas tout à fait exceptionnels et d'une durée très longue. Lorsque l'examen laryngoscopique nous fera constater l'existence d'une ulcération plus profonde, il faudra écarter l'idée d'une angine catarrhale aiguë franche et penser que l'on a affaire à une poussée aiguë chez un sujet affecté antérieurement d'angine chronique.

La description que je viens de faire de l'état des glandes des cordes vocales dans l'angine catarrhale s'applique également à toutes les autres glandes de l'appareil vocal, et l'évolution des différentes périodes de leur inflammation nous fournira sur tous les points les mêmes considérations pour le diagnostic différentiel.

Les bandes ventriculaires, les éminences aryténoïdes et la commissure postérieure, dont la muqueuse n'est unie que par un tissu très lâche, présentent le plus souvent un gonflement beaucoup plus considérable, et, sur ces parties, le relief des glandes est alors beaucoup moins marqué, et la rougeur plus vive. A la commissure postérieure, lorsque les cordes vocales sont dans un demi écartement, on peut voir un plissement de la muqueuse œdématiée qui pourrait faire croire à de l'aspect velvetique; mais un examen plus attentif, dans les différentes positions des cordes vocales, permettra de reconnaître facilement l'erreur. L'épiglotte est également le siège d'un gonflement et d'une rougeur assez vive, sa face postérieure prend un aspect chagriné, et l'on peut facilement y constater la présence des glandes plus saillantes et d'une rougeur souvent plus prononcée qu'aux autres parties de l'appareil vocal.

Symptômes. — Au début, sensation d'ardeur au larynx, sensation de sécheresse de la gorge et de gonflement du voile du palais. Il y a ordinairement un abattement considérable; le malade a une céphalalgie intense, une courbature générale, de l'inappétence; et alors, soit que le début ait eu lieu par du coryza ou par de l'angine, l'affection catarrhale se généralise, tout l'appareil respiratoire est souvent envahi de proche en proche et l'on assiste à l'évolution d'une grippe, maladie épidémique et contagieuse et que tout le monde a pu étudier dans tous ses détails par son expérience personnelle. En vertu de la tendance à la généralisation que présentent les affections catarrhales, il est relativement rare de voir cette inflammation rester localisée à l'appareil vocal.

La voix est enrouée, inégale, il se produit subitement un son faux pendant l'émission d'une note, le timbre de la voix est plus grave, et les sons aigus deviennent difficiles ou même souvent impossibles, ce qui tient à la présence des mucosités et au gonflement des cordes vocales. Peu à peu, la douleur devient moins vive, mais l'impression du froid réveille la sensation de picotement et de chatouillement du larynx et détermine une toux quinteuse ; l'expectoration, muqueuse au début, devient plus tard plus épaisse et plus abondante.

De même qu'après la laryngite, on voit souvent survenir de l'asynergie des cordes vocales qui peut quelquefois persister plusieurs semaines ; à part cette complication possible, l'évolution de l'angine catarrhale aiguë est assez rapide, et ne dépasse pas 8 à 10 jours.

Traitement. — Dès le début, un bain de vapeur réussit quelquefois à enrayer l'évolution de la maladie, mais il faut qu'il soit donné aussitôt l'apparition des premiers symptômes. Pendant les premiers jours, il faut avoir recours aux boissons et aux gargarismes émollients, aux fumigations et aux pulvérisations de liquides mucilagineux et légèrement opiacés : les pâtes pectorales, le sirop d'érysimum et surtout l'alcoolature d'aconit, à la dose de trois ou quatre grammes dans les vingt-quatre heures. Lorsque l'on constate de l'état saburral, il ne faut pas hésiter à ordonner un vomitif d'abord, puis des laxatifs, mais surtout il faut tenir le malade dans une chambre à température de 15 à 18 degrés, et éviter soigneusement le contact de l'air froid. Si l'affection se généralise et gagne la muqueuse bronchique, les applications de teinture d'iode et d'huile de croton, deviennent alors souvent indispensables.

ANGINE CATARRHALE CHRONIQUE.

Cette affection, succède le plus souvent, à l'angine catarrhale aiguë, mais dans un grand nombre de cas, les poussées d'accidents aigus sont toujours peu marquées, et s'accompagnant de peu de réaction fébrile passent alors inaperçues, et l'affection chronique paraît s'établir d'emblée.

Toutes les causes qui sont susceptibles d'occasionner une irritation souvent répétée, ou qui exigent un excès de fonction d'une partie de l'appareil vocal, peuvent prédisposer à cette maladie, et en raison de la différence d'action de ces différentes causes, nous verrons l'angine catarrhale chronique revêtir un cachet, pour ainsi dire, spécial et présenter une localisation différente.

Cette particularité nous permettra de reconnaître différentes variétés de l'angine chronique, et nous pourrons adopter la classification suivante :

1° Angine des chanteurs.

2° Angine des orateurs.

3° Angine des fumeurs.

4° Angine des alcooliques.

5° Angine de cochers.

6º Angine par poisons.

7º Angine par vapeurs irritantes, etc.

Ces différentes variétés nous présentent un ensemble de lésions que nous étudierons sans avoir besoin pour chacune d'elles d'un chapitre spécial, et nous pourrons ensuite décrire beaucoup plus facilement et en quelques mots, la physionomie particulière que chacune de ces étiologies donne à l'angine catarrhale chronique dans chaque cas particulier.

Pendant longtemps l'angine catarrhale chronique a été décrite par les auteurs sous le nom d'angine glanduleuse ou granuleuse, (Guénau-de Mussy, Bouland, Turck, Peter et Krishaber, Mandl, etc). Mais ces auteurs comprenaient, dans leur angine glanduleuse, différentes variétés d'angines diathesiques, qui, elles aussi, sont caractérisées par la présence de granulations plus ou moins nombreuses et plus ou moins volumineuses ; aussi avons-nous cru devoir, en raison de cette confusion, éliminer de notre cadre l'angine glanduleuse et en joindre l'étude, partie à l'angine catarrhale et partie aux angines chroniques liées à des maladies générales chroniques.

Examen laryngoscopique. — Dans l'angine catarrhale chronique, les points malades sont beaucoup plus localisés que dans la forme aiguë, mais ils ne sont pas localisés à un point presque unique de l'appareil vocal, ainsi que nous avons pu le constater pour les angines inflammatoires.

Dans l'immense majorité des cas, la face postérieure du pharynx est affectée, et l'on peut alors y découvrir les caractères suivants : saillies arrondies formées par les follicules et par les glandes hyper-trophiées plus ou moins volumineuses et disposées soit en forme de chapelets, soit en grappes, soit en follicules isolées. Sous l'influence d'une irritation un peu plus vive, ces glandes peuvent s'enflammer et donner lieu à une suppuration de l'appareil glandulaire, il se produit alors un phénomène un peu analogue à la pustule d'acné de la peau. Dans ces cas de suppuration des glandes, l'inflammation reste localisée, et l'érosion n'envahit pas les parties inter-glandulaires de la muqueuse.

Le bord de l'épiglotte prend un aspect inégal, bosselé, chassieux, et la face postérieure une coloration plus foncée et un aspect chagriné, qui tient à l'hypertrophie des glandes. A la partie la plus inférieure de cette face, les glandes deviennent souvent un peu plus volumineuses et elles sont plus confluentes.

Les bandes ventriculaires dont le tissu cellulaire sous-muqueux est très lâche, acquièrent dans quelques cas un volume assez considérable pour masquer les cordes vocales inférieures et gêner leurs vibrations.

Rarement les éminences arytenoïdes deviennent très-volumineuses, le plus souvent on peut constater un œdème léger de la partie supérieure et surtout de la partie antérieure, celle qui constitue la commissure postérieure ; toutefois, dans certains cas , cet œdème de la commissure postérieure peut être assez considérable pour empêcher, par son plissement le rapprochement de la partie postérieure des cordes vocales. Toutes les parties œdématiées présentent, en même temps, une rougeur assez vive moins marquée cependant à la commissure postérieure que sur les autres points des aryténoïdes.

Les cordes vocales, sous l'influence de l'angine catarrhale chronique prennent une teinte rosée. En certains points, on peut constater la présence d'un petit nodule avec radicelles ou arborisations fines qui s'en écartent dans toutes les directions ; leur aspect rappelle parfaitement les nodosités de la conjonctivite pustuleuse ou un ostéoplaste vu au microscope. Rarement la teinte rosée est limitée à une seule corde, mais souvent cette inflammation est limitée aux deux extrémités des cordes vocales c'est-à-dire aux parties voisines des commissures antérieures et postérieures : cette localisation nous est expliquée par l'étude anatomique qui nous a montré que les parties voisines des commissures contiennent des glandules beaucoup plus nombreuses et beaucoup plus volumineuses. Sous l'influence de l'inflammation, il se produit une desquammation des cordes vocales ce qui leur donne un aspect dépoli et terne ; mais cette desquammation reste superficielle, et l'épaississement des cordes vocales n'est que très peu marqué et sensible seulement aux points qui correspondent aux nodosités glandulaires.

L'examen que nous venons de faire des lésions de chacune des parties de l'appareil vocal nous montre l'ensemble des lésions qui peuvent se rencontrer dans les différentes variétés des angines catarrhales chroniques, mais chacune de ces variétés présente une localisation spéciale, et un cachet particulier dont il est important de vous faire connaître l'aspect général ; cette étude sera pour nous un élément de diagnostic très précieux pour formuler un traitement efficace.

Dans l'angine alcoolique, les lésions se trouvent localisées à la région pharyngienne et caractérisées par une rougeur vive des glandes : la muqueuse est parcourue par des vaisseaux dilatés qui présentent une coloration livide ou violacée.

Dans certains cas, Isambert a trouvé cette muqueuse à la fois sèche et chagrinée, et d'un aspect rappelant tout à fait celui de la vaginite granuleuse, et il rattachait surtout cette dernière forme à l'abus de l'alcool et des liqueurs fortes tandis que la première serait le résultat de l'alcoolisme par le vin. Dans ces deux variétés, j'ai constaté souvent le même état des éminences aryténoïdes et du bord de l'épiglotte, mais à moins de complications, il n'existe aucune lésion du côté des cordes vocales.

Dans l'angine du fumeur, il existe une rougeur

plus vive de tout le pharynx, et cette rougeur est souvent plus marquée à la luette et aux piliers, et s'accompagne de sécheresse et d'un aspect luisant de tout le fond de la gorge. Pour confirmer ce diagnostic il est bon de constater la présence des plaques laiteuses des commissures labiales ainsi que la stomatite qui l'accompagne souvent. Le fumeur de cigarettes, qui dans un grand nombre de cas, à l'habitude d'aspirer la fumée, présente en plus une irritation analogue de l'épiglotte et des cordes vocales occasionnée par le contact des vapeurs irritantes du tabac.

Dans les angines spéciales aux orateurs et aux chanteurs, nous trouvons au contraire peu de lésions du côté du pharynx, tandis que les cordes vocales et les éminences aryténoïdes sont le siége de granulations assez apparentes et d'une rougeur quelquefois assez vive, mais le plus souvent d'une teinte légèrement rosée ; les granulations sont manifestes, surtout dans le voisinage de la commissure postérieure, et lorsqu'elles sont nombreuses elles peuvent s'acccompagner d'un léger épaississement des cordes vocales. Cet épaississement est limité au bord libre des cordes vocales et ne peut pas être confondu avec cette forme arrondie que prennent les cordes vocales dans certaines angines diathésiques.

L'angine des chanteurs ne diffère pas de celle des orateurs, il m'a semblé cependant dans un certain nombre de cas, que chez les chanteurs les lésions paraissaient se localiser plus spécialement dans le voisinage de l'extrémité postérieure des cordes vocales.

En raison des causes multiples qui déterminent l'angine des cochers, nous pourrons constater chez eux une généralisation plus grande, et un mélange des lésions que nous avons énumérées chez les alcooliques, chez les fumeurs et chez les gens qui font un exercice forcé de la parole ; de plus leur exposition continuelle aux intempéries rend très fréquentes chez eux les poussées d'angines catarrhales aiguës.

Différents médicaments ou poisons peuvent déterminer une angine, soit par leur contact direct, soit par leur absorption et leur élimination ; cette étude pourrait présenter beaucoup d'intérêt, mais elle exigerait un certain nombre d'expériences qui n'ont pas encore été faites.

Symptômes. — Le malade accuse une sensation de sécheresse de la gorge, et, lorsque la partie supérieure du pharynx est malade, il fait souvent des mouvements de regurgitation comme s'il avait un corps étranger logé dans cette région. Dans l'angine des alcooliques on entend une altération toute particulière de la voix que l'on nomme vulgairement voix de rogomme. Dans l'angine par excès de la parole ou du chant, on constate d'abord moins de moelleux et de souplesse dans la voix, les inflexions et les modulations légères se font d'abord avec moins de facilité, puis les notes élevées deviennent difficiles à émettre; la voix se fatigue rapidement, devient inégale et, dans le milieu ou à la fin d'un discours, il se produit une note fausse ou une émission mauvaise de la voix. Pour éviter cet inconvénient le malade éprouve le besoin de faire un *hem* avant de commencer une phrase ; sous l'influence de la contraction spasmodique qui détermine le son *hem*, les mucosités plus ou moins visqueuses qui tapissaient le bord des cordes vocales se trouvent déplacées, et la voix reprend son timbre meilleur. Plusieurs fois l'examen des cordes vocales du chanteur, atteint d'angine catarrhale chronique, m'a permis de constater ce phénomène et la présence de ces mucosités sur le bord libre des cordes vocales.

Diagnostic. — Il faut avoir bien soin d'abord d'éliminer toutes les angines chroniques liées à un état diathésique.

Mais il ne suffit pas de poser le diagnostic d'angine catarrhale chronique, il faut de plus lui donner sa caractéristique et savoir exactement à quelle cause en attribuer l'apparition, car c'est une question capitale pour le traitement et l'hygiène du malade. Il faut interroger les malades avec beaucoup de soin, et se rappeler que l'aveu de certains vices est souvent très pénible pour le plus grand nombre.

Traitement. — La première chose à faire est de

s'occuper de l'hygiène du malade, rechercher et éloigner toutes les causes déterminantes, lui faire prendre les plus grandes précautions contre les refroidissements et contre l'air froid et humide; éviter tout effort dans l'exercice de la parole, renoncer s'il y a lieu à continuer de fumer ou à l'usage des liqueurs fortes. Cet ensemble de recommandations est souvent la partie épineuse du traitement, et l'on ne saurait trop insister sur leur stricte observance, car aussitôt que, sous l'influence d'un traitement approprié, le malade se sent un peu soulagé il se croit entièrement guéri et recommence peu à peu ses anciens errements.

Le meilleur traitement local consiste à toucher directement le pharynx et le larynx avec le porte-caustique imprégné d'une des solutions suivantes.

Lorsque l'on soigne un cas assez intense d'angine des alcooliques, il faut avoir recours à une forte solution iodée :

Iode métallique.........	0 gr. 20 à 0 gr. 50.
Iodure de potassium.....	1 gr.
Glycérine...............	30 gr.
Eau distillée...........	8 gr.

Ou encore à une solution de sulfate de cuivre au cinquantième.

Si l'affection est moins intense ou lorsqu'elle s'étend aux parties supérieures du larynx, j'ai alors recours à la solution de nitrate d'argent au 50° ou au 75°.

Dans l'angine des chanteurs et des orateurs, j'ai plutôt recours à la solution suivante :

Chlorure de zinc...   0 gr. 50.
Eau distillée.......   75 gr. ou 50 gr.

Cette solution présente sur celle au nitrate d'argent l'avantage de ne porter son action que sur les points où la muqueuse est dénudée, ce qui a une grande importance lorsqu'on cautérise des organes aussi délicats que les cordes vocales.

Dans les cas assez fréquents, où je constate un peu d'asynergie des cordes vocales avec un œdème un peu marqué de leur partie postérieure, j'ai alors recours à une solution de sulfate de strychnine, et j'ai pu constater plusieurs fois une amélioration très rapide de la voix peu de temps après cette application. Suivant les cas, je varie la formule, mais voici celle à laquelle j'ai le plus souvent recours.

Sulfate de strychnine.....   0 gr. 20.
Glycérine...............   20 gr.
Eau distillée...........   10 gr.
Alcoolature d'aconit.......   5 gr.

Comme complément de ce traitement avec le porte-caustique je fais usage d'un gargarisme iodé en mêlant ma solution iodée avec 3 fois autant d'eau, ou quelquefois d'un gargarisme à l'eau de goudron ; mais j'insiste sur les pulvérisations chaudes avec de l'eau créosotée contenant 0 gr. 10 de créosote, pour une pulvérisation, ou encore 1 gramme de chlorure de zinc pour 100 à 200 grammes d'eau.

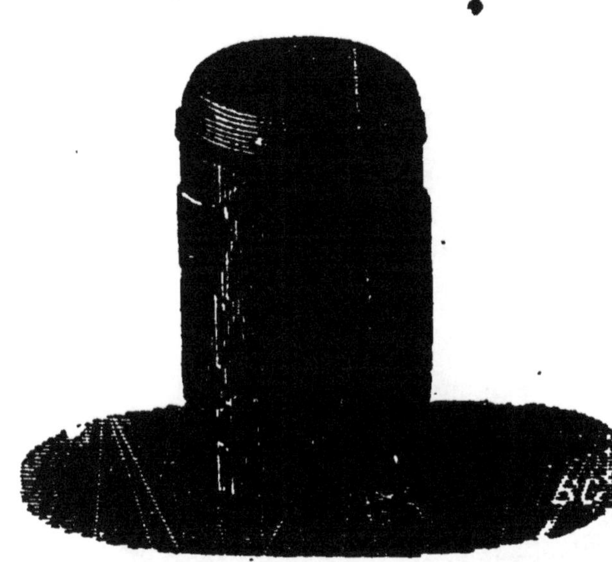

1. Appareil plié (prêt à voyager).

A Chaudière ; — B Ouverture munie d'une soupape de sûreté qui se dévisse à volonté. — C Tube pulvérisateur.

Le pulvérisateur dont je me sers le plus ordinairement est celui du docteur Bonnefond, qui offre les précieux avantages d'un fonctionnement régulier, et d'un volume aussi réduit que possible ; de plus, il est nickelé, et par conséquent à l'abri de l'oxydation.

Les figures de l'appareil fonctionnant et fermé vous permettront d'apprécier facilement tous les avantages de ce pulvérisateur.

Mode d'emploi.—Remplir à moitié la chaudière *A*, par l'ouverture *B*, avec de l'eau pure ; mettre en place le tube pulvérisateur *C* qui plonge dans le vase *D*

contenant le liquide médicamenteux à pulvériser. —
Allumer la lampe et attendre quelques minutes pour
voir se produire la pulvérisation. — Le malade se
place à 10 ou 15 centimètres de l'extrémité du tube,
en res-
pirant
longuement et en
ouvrant la bouche
sans effort pour
recevoir la pulvé-
risation.

L'opération ter-
minée, on éteint
la lampe; on place
à l'intérieur le tu-
be, le vase et le
support; on ferme
la porte et on ren-
verse la chaudière
sens dessus des-
sous, l'appareil est
ainsi plié comme l'indique la figure n° 1.

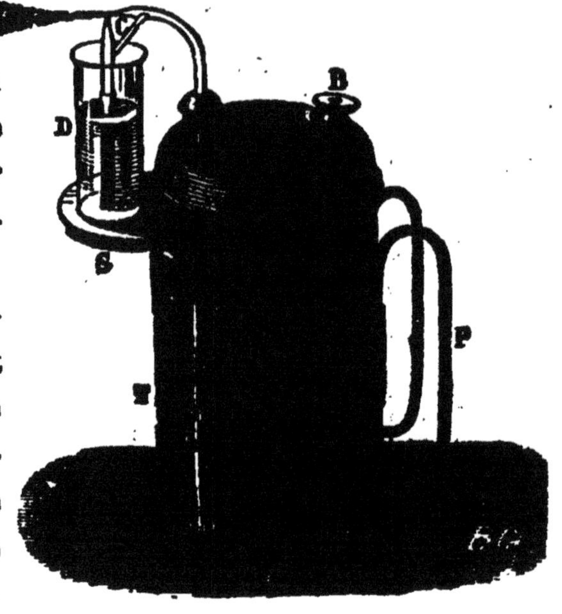

2. Appareil fonctionnant.

D Vase contenant le liquide médicamenteux ; —
E Lampe à alcool ; — F Porte ; — P Poignées ;
S Support mobile.

Depuis plusieurs années, je n'emploie aucun de
ces pulvérisateurs à pompe ou à poire de caout-
chou qui donnent une pulvérisation froide, car j'ai
été à même de constater plusieurs fois les incon-
vénients d'une poussière froide mise en contact avec
la muqueuse enflammée du larynx. Avec le pulvé-

risateur à vapeur d'eau, il est facile, au contraire, d'après la distance à laquelle on se place du tube pulvérisateur, de régler soi-même la température de la pulvérisation, et de se placer exactement au degré nécessaire dans chaque cas particulier.

Les pulvérisations d'eaux sulfureuses donnent quelquefois de bons résultats, mais surtout lorsque la période, franchement aiguë, est entièrement terminée, et lorsque l'on a déjà eu recours aux pulvérisations de créosote et de chlorure de zinc. Avec le pulvérisateur Bonnefond, lorsque l'on fait usage des eaux sulfureuses, il est bon, pour en activer les propriétés, de verser de l'eau sulfureuse dans la chaudière ; il se produit alors un dégagement beaucoup plus considérable de vapeurs sulfureuses.

Je ne parle également que pour mémoire de l'insufflation des poudres médicamenteuses, car depuis longtemps mon maître Isambert en a condamné l'usage.

Comme traitement général j'ai recours au bromure de potassium lorsqu'il y a hyperesthésie ou spasme de l'appareil vocal ; souvent j'ordonne le goudron, et mieux l'élixir créosoté, en même temps que des purgatifs légers, et un régime rafraîchissant. Lorsque je reconnais chez les malades quelques signes d'anémie, j'institue alors le traitement tonique et les préparations ferrugineuses. Deux espèces différentes d'eaux minérales me sont très utiles comme complément de ce traitement : les eaux sulfureuses lorsque j'ai affaire à un sujet débilité et lymphatique, et les eaux du mont Dore, lorsque au contraire j'ai affaire à un sujet d'une constitution plutôt pléthorique.

A tous ces moyens d'action j'ajoute souvent les révulsifs : la teinture d'iode, l'huile de croton et les vésicatoires appliqués soit en vant du larynx, soit à la région sternale.

DEUXIÈME CLASSE

La deuxième classe des maladies de l'appareil vocal comprend les angines secondaires ou localisées liées à un état morbide général. Nous diviserons ces angines en deux groupes pour la facilité de l'étude. Le premier comprendra les angines localisées liées à des maladies aiguës, et le second les angines localisées liées à des maladies chroniques ou diathésiques.

Premier groupe.

Les principales variétés qui constituent ce groupe sont les suivantes :

1· Angine morbilleuse;
2· Angine scarlatineuse;
3· Angine varioleuse;
4· Angine erysipélateuse;
5· Angine herpétique;
6· Angine dipthéritique;
7· Angine dothienentérique,
8· Angine de la morve;
9· Angine du choléra, etc.

1· *Angine morbilleuse.*

Cette affection a la forme et la marche des angines catarrhales, on constate de la sécheresse et de la rougeur des différentes parties du pharynx, cette rougeur est localisée surtout sur la paroi postérieure du pharynx, et sur les piliers postérieurs tandis qu'elle est peu prononcée sur les piliers antérieurs et sur le voile du palais; lorsque nous étudierons l'angine scarlatineuse, nous verrons que ce caractère a une très-grande importance pour faire le diagnostic différentiel de ces deux affections.

De la partie postérieure du pharynx comme point central, cet exanthème s'étend de proche en proche à la muqueuse nasale et oculaire d'un côté, et de l'autre à la muqueuse laryngée et bronchique. Cette éruption, qui précède les manifestations cutanées, est caractérisée par des taches inégales plus ou moins confluentes et présentant, dans quelques cas, des saillies papuleuses sensibles au doigt et visibles à l'œil; ce caractère est surtout marqué dans la variété de rougeole dite boutonneuse. Cette éruption est accompagnée de malaise, de fièvre, de chaleur et d'empâtement de la bouche, elle n'est pas douloureuse, mais elle occasionne le plus souvent du chatouillement et des démangeaisons qui déterminent soit de la toux, soit des éternuements selon les points affectés.

La marche de l'éruption est assez rapide et la durée de l'angine morbilleuse ne dépasse pas quelques jours. Elle ne présente aucune gravité par elle-même, mais dans quelques cas de propagation du côté de l'oreille par la trompe d'Eustache, elle peut devenir le point de départ d'une perforation de la membrane du tympan et occasionner la surdité; d'un autre côté les complications laryngées et souvent bronchiques de la rougeole acquièrent dans certains cas une intensité plus grande et peuvent alors devenir le point de départ d'affections chroniques des voies respiratoires.

Le traitement de l'angine morbilleuse consistera surtout en gargarismes et en lotions émollientes; lorsque le coryza est prédominant il faudra avoir surtout recours aux fumigations humides avec de l'eau de guimauve, et si la démangeaison est vive, il faut y ajouter les opiacés en gargarismes et en applications sous forme de collutoires.

2o *Angine scarlatineuse.*

Le début de l'angine scarlatineuse est accompagné d'une réaction fébrile assez marquée; la rougeur est vive, elle se montre d'abord sur le voile du du palais et les piliers antérieurs. Cette localisation est caractéristique et peut servir d'élément très-important de diagnostic différentiel avec l'angine morbilleuse. Peu à peu la rougeur devient plus écarlate, et la muqueuse semble s'épaissir, cette periode a une durée de deux ou trois jours. Lorsque l'angine reste bénigne, ces caractères s'effacent peu à peu et en quatre ou cinq jours tout a disparu ; dans les cas moins simples, la rougeur s'accentue, l'aspect devient franchement œdémateux et l'on voit alors apparaître une éruption miliaire, c'est cette éruption miliaire qui, par sa sécrétion, donne naissance au dépôt blanchâtre décrit dans l'angine scarlatineuse ; ce dépôt blanchâtre se reproduit très-rapidement après les cautérisations. Dans quelques cas plus graves, il se forme des ulcérations qui se recouvrent d'une sécrétion pseudo-membraneuse blanc grisâtre, (exsudation diphthéroïde) cette pseudo-membrane recouvre les piliers, elle encapuchonne la luette et peut même envahir tout le pharynx.

Selon que l'état général du malade est plus ou moins grave, cette angine peut se montrer sous deux formes :

1º *Forme benigne.* — Elle a une durée moyenne de sept à huit jours, et coïncide avec un bon état général du malade ; dans cette forme, les exsudations sont peu épaisses et les ulcérations, lorsqu'elles existent, n'atteignent que les parties superficielles de la muqueuse, la guérison est la règle, et sa durée maximum de douze à quatorze jours. Comme traitement local, on aura d'abord recours aux lotions mucilagineuses et aux cautérisations avec une solution de nitrate d'argent au centième ; les collutoires au goudron ou à l'acide phénique seront plutôt indiqués à une période plus avancée.

2o *Forme septique.* — Lorsque le malade atteint d'angine scarlatineuse est d'une constitution chétive ou lorsqu'il a subi antérieurement l'influence dépressive d'une autre maladie, les accidents locaux prennent un caractère plus grave ; les exsudations deviennent plus épaisses, les ulcérations gagnent peu à peu en profondeur et en étendue ; il survient des hemorrhagies, ces différentes lésions envahissent de proche en proche des parties de plus en plus profondes, les éminences arytenoïdes et l'épiglotte sont d'abord touchées et occasionnent de la disphagie ; et si les bandes ventriculaires sont ulcérées à leur tour, la respiration devient de plus en plus difficile et anxieuse. On voit alors survenir des adenites dont la suppuration s'établit (bubons scarlatineux), les uicérations prennent un aspect gangreneux, elles exhalent une odeur caractéristique, l'état général du malade s'aggrave, il prend un aspect typhoïde, d'où le nom d'angine scarlatineuse typhoïde donné à cette affection.

Les descriptions que nous ont laissées les médecins du moyen-âge de nombreuses épidémies de mal de gorge putride, malin, ulcéreux épidémique se rapportent assurément, pour le plus grand nombre, à des angines scarlatineuses méconnues.

Le traitement de l'angine scarlatineuse à forme putride doit être, en même temps, local et général. Les toniques sous toutes les formes, l'extrait de quinquina, le jus de viande, constitueront la partie essentielle du traitement général.

Le traitement local consistera en gargarisme ou mieux en injections buccales avec de l'eau de goudron et surtout, selon Lasègue, en injections de solutions aromatiques et résineuses ; parmi ces dernières celles qui donnent les résultats les plus favorables sont l'eau distillée de pin Mugho et surtout l'alcoolature de pin Mugho à la dose de quinze à vingt gouttes par injection. Il est très utile d'avoir également recours aux cautérisations, soit avec une solution de nitrate d'argent au 1/50, soit avec une solution de sulfate de cuivre au 1/50 ou mieux avec la solution normale de perchlorure de fer.

3º *Angine varioleuse.*

La propagation des pustules varioleuses à la muqueuse bucco-pharyngée est la règle ordinaire ; mais, selon les cas, cette éruption est plus ou moins confluente et elle n'a pas de siége précis. Ces pustules ne sont pas caractéristiques comme celles de la surface cutanée, mais comme elles n'apparaissent qu'après l'éruption cutanée, leur généralisation permet d'en reconnaître la nature.

Cette angine varioleuse est toujours exempte de gravité ; elle peut cependant quelquefois incommoder beaucoup le malade par suite de la gêne considérable qu'elles peuvent, dans certains cas, apporter à la déglutition ; cette gêne est du reste très variable, selon la confluence et la position des pustules buccopharyngées.

Le traitement consistera surtout en gargarismes émollients et en injections mucilagineuses ; il ne faut avoir recours aux gargarismes de chlorate de potasse qu'à la période de déclin de l'affection.

4· *Angine erysipélateuse.*

Cette affection est rare pendant la première enfance, mais devient plus fréquente pendant l'adolescence et l'âge adulte. Selon qu'elle se montre à l'une ou l'autre de ces deux périodes de la vie, elle revêt un type différent, ce qui nous permettra d'étudier séparément :

1· L'angine erysipélateuse de l'adolescence dont le début a lieu, le plus ordinairement, à la suite d'une ulcération scrofuleuse, et qui a le type subaigu et localisé ;

2· L'angine erysipélateuse de l'âge adulte qui présente le type aigu avec propagation ordinaire à la face et au cuir chevelu.

1· *Angine erysipélateuse à type subaigu.*

La réaction fébrile est peu intense, mais fort variable chez les différents sujets ; cette angine se montre chez les enfants qui sont atteints depuis quelques temps, soit d'un coryza chronique avec ulcération de la muqueuse nasale, ce qui est le cas le plus fréquent, soit d'une ulcération de la partie supérieure du pharynx. De ce point de départ, on voit se produire une rougeur qui, sous forme de trainée, gagne peu à peu les parties voisines ; cette propagation se fait, le plus souvent, avec assez de lenteur, et se dirige tantôt du côté de l'aile du nez qu'elle ne dépasse jamais, tantôt du côté de la partie postérieure des fosses nasales, du pharynx et de la voûte palatine ; cette angine est caractérisée par une rougeur à bords indistincts ayant peu de dispositions à envahir de grandes surfaces ; elle s'accompagne de sécheresse avec un aspect luisant, mais détermine rarement une gêne notable et] une réaction fébrile.

Cette variété d'érysipèle est très-fréquente, et, chez certains sujets, elle récidive à intervalles plus ou moins éloignés et constitue ainsi une angine erysipélateuse à répétition.

Le traitement présente ici une importance capitale en raison de l'ulcération initiale et du coryza chronique, qu'il faut traiter avec persistance pour éviter de nouvelles rechutes ; ce traitement consistera en injections nasales avec la feuille de noyer, en injections iodées, en même temps que les modificateurs généraux de la scrofule, mais je me réserve de l'étudier avec plus de détails lorsque je parlerai de l'angine scrofuleuse.

2. Angine erysipélateuse des adultes ou à type aigu.

Elle a un début brusque ét s'accompagne de réaction fébrile violente avec embarras gastrique. Souvent cette angine n'est qu'une propagation de l'érysipèle de la face, mais quelquefois le début a lieu par les fosses nasales ou le pharynx ; elle est caractérisée par une rougeur vive séparée de la partie saine de la muqueuse par un rebord bien net, et accompagnée d'un gonflement des ganglions sous-maxillaires ; la présence de ces ganglions a une importance capitale, car elle peut permettre de poser un diagnostic, même avant l'apparition de l'éruption.

L'angine erysipélateuse aiguë a une marche rapide ; elle no présente pas de gravité par elle-même et n'en acquiert que lorsqu'elle est une complication d'un état morbide général grave.

Le traitement local no présente rien de particulier ; il consiste en applications émollientes et adoucissantes ; le traitement général est le même que celui de l'érysipèle de la face et du cuir chevelu.

5o *Angine herpétique.*

J'ai expliqué, à propos de la classification, les raisons qui m'ont déterminé à ne pas admettre la variété d'angines chroniques qualifiées du nom d'angine dartreuse ou angine herpétique ; il est donc bien entendu que je ne veux parler ici que d'une angine aiguë caractérisée par une éruption de vésicules d'herpès et non de l'angine herpétique chronique dont je conteste l'existence.

L'herpès de la muqueuse pharyngée, sans avoir des caractères aussi tranchés que l'herpès de la peau, présente cependant une physionomie particulière qui permet d'en faire une étude spéciale ; de plus, sa coïncidence fréquente avec l'*herpès labialis* vient, le plus souvent, confirmer le diagnostic, dans les cas douteux.

L'angine herpétique se présente sous deux formes :

1º La forme aiguë ;

2º La forme subaiguë.

1º *Forme aiguë*. — L'angine débute par un appareil fébrile considérable avec frisson initial, courbature générale, langue sèche, fièvre intense, le pouls plein, fréquent, résistant; ces différents symptômes se montrent presque simultanément et dès le premier jour ; le lendemain survient une céphalalgie intense avec douleurs gravatives violentes de la région frontale, tout bruit devient insupportable, le malade est somnolent mais avec un demi-délire et des rêvasseries qui l'obsèdent. Il y a, dans cette ensemble de symptômes, une intensité et une soudaineté qui sont caractéristiques de l'angine herpétique et qui doivent éveiller l'attention des médecins et diriger ses investigations du côté de la gorge. L'examen de l'arrière bouche permet alors de constater la présence d'une ou deux vésicules d'herpès, car l'éruption apparaît ordinairement en même temps que les premières manifestations fébriles et elle est plus ou moins confluente sans que le nombre des vésicules soit en rapport avec l'intensité de la réaction fébrile.

Le siége le plus fréquent est sur les amygdales, puis viennent, par ordre de fréquence, les piliers et le voile du palais ; mais il est relativement rare sur le pharynx. Une seule observation, publiée par le Dr Fernet, dans la *France médicale*, constate la présence de vésicules d'herpès sur les éminences aryténoïdes ; mais, le plus ordinairement, l'examen laryngoscopique est impossible, vu l'état fébrile du malade.

Les vésicules de l'angine herpétique ont une forme arrondie, elles sont transparentes ou lactescentes et légèrement déchiquetées sur les bords ; quelquefois on peut constater plusieurs poussées successives. La durée de chaque vésicule est de 4 à 5 jours, puis elle se rompt, mais sans laisser de croûtes comme à la lèvre, mais seulement une ulcération superficielle.

Dans quelques cas, ces ulcérations donnent naissance à une exsudation pseudo-membraneuse que l'on appelle vulgairement angine couenneuse commune et qui a souvent été confondue avec l'angine diphthéritique et traitée comme telle avec un succès toujours constant : cette angine couenneuse commune ne présente, en effet, aucune gravité et n'est qu'une légère complication de l'angine herpétique. Ces exsudations ont des dimensions qui ne dépassent pas un demi à un centimètre, elles sont peu adhérentes et lorsqu'on les enlève il ne se produit aucun écoulement sanguin et l'on peut, le plus souvent, constater, au-dessous, la présence des vésicules d'herpès.

La durée de cette affection est courte, 4 à 5 jours au maximum, mais la convalescence est souvent longue.

2° *Forme subaiguë.* — La description que je viens de faire de la forme aiguë peut s'appliquer à la forme subaiguë, sauf sur un point, l'absence de symptômes généraux et de réaction fébrile ; sa durée est également de 5 à 8 jours.

La cause la plus ordinaire de l'angine herpétique est un refroidissement brusque, elle se montre surtout au printemps et quelquefois sous la forme épidémique. De nombreux auteurs la considèrent comme une fièvre éruptive, mais cette opinion, quoique présentant d'assez grandes probabilités, demande à être confirmée.

Traitement. — Il faut se garder d'employer les traitements violents auxquels on a eu souvent recours en croyant avoir affaire à une angine diphthéritique. Les cautérisations au nitrate d'argent doivent être proscrites, car elles ne font qu'augmenter l'état phlegmasique des parties malades et ajouter de nouvelles et inutiles douleurs aux malades. Comme traitement local, il faut avoir recours aux gargarismes acidulés, avec un peu de jus de citron, et aux gargarismes émollients.

Contre l'état général, un vomitif est très souvent indiqué, mais les saignées générales et locales dont on a abusé pendant longtemps ne doivent être que rarement employées.

6. Angine diphthéritique.

Les limites de ce manuel ne me permettent pas de faire une étude détaillée de cette affection sur laquelle du reste il a été écrit un très grand nombre de monographies, je me bornerai donc à en énumérer les caractères principaux ainsi que la marche et l'évolution sur les différentes parties de l'appareil vocal, et j'y ajouterai les conclusions thérapeutiques et opératoires qui pourront nous guider pour le traitement de cette terrible maladie qui moissonne chaque année un si grand nombre d'enfants et qui araît devenir endémique dans certaines contrées

L'angine diphthéritique se présente à nous sous deux formes bien différentes comme gravité, mais l'une et l'autre sont caractérisées anatomiquement par la même lésion : *un exsudat pseudo-membraneux*. De plus ces deux variétés peuvent se présenter simultanément dans une même épidémie ; et l'on voit, par la contagion directe la variété bénigne ou diphthéroïde donner naissance à la variété plus grave ou diphthéritique, et la réciproque peut également se présenter ; il n'y a donc pas lieu de faire une étude distincte de ces deux affections puisque les divers degrés de gravité semblent tenir plutôt à une différence de terrain qu'à une différence dans la nature de l'affection elle-même.

Cette angine ne présente au début qu'une réaction fébrile assez modérée, et le début n'en est pas brusque comme celui de l'angine herpétique ; il existe peu de douleur et c'est à peine si le malade attire l'attention du médecin sur la gêne qu'il éprouve à la gorge. Dans cette maladie tout semble en effet se passer d'abord un peu en silence, et, dans le plus grand nombre des cas, lorsque pour la première fois l'on examine la gorge du malade, on peut constater la présence de fausses membranes assez étendues qui présentent une certaine épaisseur et de l'adhérence.

L'apparition de ces fausses membranes est cependant toujours précédée par une rougeur et une turgescence des points de la muqueuse qui doivent plus tard être recouverts par la fausse membrane. Ce signe est caractéristique et a son importance tant au point de vue du diagnostic qu'au point de vue de l'évolution ultérieure de la maladie.

La fausse membrane de l'angine diphthéritique est épaisse, étalée, plus mince à la circonférence qu'au centre, elle s'avance irrégulièrement sur les parties voisines ; et là où elle cesse la muqueuse est épaissie et prend une teinte d'un violet sombre. Cette fausse membrane devient de plus en plus épaisse et de plus en plus adhérente, et il faut se servir de la pince pour l'arracher. Lorsque l'on a enlevé une de ces membranes, il se produit très souvent de légères hémorrhagies, et l'on aperçoit la muqueuse ulcérée et d'aspect granuleux.

La formation de ces fausses membranes est très rapide, en quelques heures elles envahissent et prennent une grande extension, mais il est à noter, que lorsque l'on en a arraché un certain nombre, elles tendent ensuite à répulluler avec moins de rapidité et qu'elles deviennent en même temps moins adhérentes.

Ces lésions de la gorge sont accompagnées d'un engorgement douloureux des ganglions sous-maxillaires, mais il faut se garder d'accorder à ce symptôme l'importance pathognomonique et pronostique que certains auteurs lui ont attribuée : car d'un côté on peut constater ce signe dans un certain nombre d'angines non diphthéritiques et d'un autre côté l'intensité de l'engorgement ganglionnaire ne peut pas servir de règle absolue pour mesurer la gravité de l'angine diphthéritique.

Lorsque l'on a affaire à une variété grave de cette angine, les fausses membranes acquièrent une épaisseur plus considérable, et lorsque l'on en arrache quelques-unes, leur répullulation paraît se faire avec plus de rapidité. Ces fausses membranes n'ont pas alors de tendance à rester limitées à la gorge, elles se propagent du côté des fosses nasales où elles occasionnent des épistaxis, et du côté du larynx ce qui donne naissance à de la dyspnée ; mais dans certains cas la respiration peut devenir difficile et incomplète même sans propagation des fausses membranes au larynx, et alors cette dyspnée et l'état général grave qui l'accompagne sont la conséquence de l'intoxication du malade : on voit alors la température baisser, le pouls devenir plus lent, petit et dépressible, puis peu à peu le faciès s'altère et les téguments se cyanosent. Souvent il y a en même temps des vomissements et de la diarrhée, l'adynamie s'accentue et le coma survient avec ou sans délire : le malade est tué par septicémie et sans présenter les symptômes du croup.

Le plus ordinairement, les phénomènes, tout en étant aussi graves, suivent une marche différente :

les pseudo-membranes, après s'être développées sur le pharynx, envahissent rapidement les éminences aryténoïdes et les parties plus profondes du larynx, et le malade, surtout lorsqu'il est jeune et que l'ouverture glottique est peu développée, est tué par asphyxie sans aucun signe d'intoxication.

Dans un certain nombre de cas ces modes d'évolution sont simultanés, l'auto-infection marche de pair avec les accidents laryngés, et la terminaison funeste n'en est que plus rapide.

Enfin, comme troisième mode d'évolution, les fausses membranes peuvent se montrer primitivement sur le larynx et constituer alors le croup d'emblée.

Pendant l'évolution de cette maladie, les douleurs laryngées éprouvées par les malades ne sont jamais très vives, ils éprouvent plutôt une gêne et une sensation d'un corps étranger qui obstrue le passage de l'air qu'une douleur véritable. La voix perd peu à peu de sa sonorité, elle devient rauque et éteinte, et à une période plus avancée l'aphonie devient complète. Mais ce symptôme est très irrégulier, et souvent, après l'expulsion d'une fausse membrane, la voix peut reprendre pour quelque temps un timbre presque normal.

La toux, peu fréquente au début, devient plus tard quinteuse et subit dans son timbre les mêmes altérations que la voix, mais elle reste toujours éteinte et n'a jamais la sonorité bruyante de ce que l'on a appelé à tort la toux croupale, et il est important de se rappeler que la toux dite croupale ne se rencontre jamais chez les malades atteints de croup et qu'elle est, au contraire, un symptôme caractéristique de la laryngite striduleuse et quelquefois de la laryngite catarrhale des enfants. A la période asphyxique la toux devient beaucoup moins fréquente et beaucoup plus faible.

Traitement de l'angine diphthéritique. — On a essayé de nombreuses médications contre cette terrible maladie, mais malheureusement aucune de ces tentatives n'a donné de résultats bien favorables. Dès le début il est important d'avoir recours aux vomitifs et de faire prendre en même temps des toniques : le quinquina, le perchlorure de fer. Pour les cautérisations locales j'emploie quelquefois le nitrate d'argent, mais je préfère généralement faire toucher la gorge trois ou quatre fois par jour avec la solution normale de perchlorure de fer. Plus tard, dans le but d'empêcher la décomposition putride et pour chercher à détruire les propriétés septiques des produits morbides, je pratique des badigeonnages avec une solution assez concentrée de permanganate de potasse ou avec une solution alcoolique de créosote En même temps que ces différentes cautérisations, il faut avoir soin d'arracher, avec une pince, les fausses membranes aussitôt qu'elles se développent. En étudiant l'évolution de la diphthérie nous avons constaté, en effet, que la répullulation des fausses membranes s'effectuait d'autant moins rapidement, qu'elles avaient été enlevées à plusieurs reprises. Dans quelques cas, mais surtout chez les adultes, j'ai vu réussir le traitement de Trideau, par le copahu et le cubèbe à haute dose à l'intérieur et les applications de glace autour du cou.

Lorsque malgré toute cette médication la diphtherie envahit le larynx et que surviennent les accidents asphyxiques du croup, il faut alors avoir recours à la trachéotomie.

Pour que cette opération ait quelque chance de succès, il est bon de ne pas attendre que l'asphyxie soit trop avancée, et de s'assurer qu'il n'y a pas de complications du côté des bronches.

Après l'opération, il est un point sur lequel on ne saurait trop insister, c'est la continuité des soins à donner à l'opéré pour empêcher que des fausses membranes ne viennent obstruer la canule intérieure et occasionner ainsi une nouvelle crise d'asphyxie; il est donc indispensable que pendant les deux ou trois jours qui suivent l'opération il y ait d'une manière permanente auprès de l'opéré un aide exercé qui veille constamment à ce que la lumière de la canule soit toujours bien libre ; ce n'est souvent qu'à cette condition que l'on peut espérer réussir.

La description des différents procédés opératoires

de la trachéotomie sera faite au chapitre qui traitera des tumeurs du larynx, je crois donc inutile d'en faire l'étude en ce moment.

Paralysies. — Après la guérison des angines diphthéritiques, on voit souvent survenir des paralysies plus ou moins localisées. Ces paralysies ne se montrent le plus ordinairement que plusieurs jours après la terminaison de la maladie, et on peut les constater aussi bien après les cas benins qu'après les cas graves. Le voile du palais est le siége de prédilection de ces paralysies, mais on les voit dans certains cas envahir également les muscles phonateurs et même les muscles du tronc et des membres ; dans ces cas les désordres de motilités sont rdinairement précédés d'analgésie et d'anesthésie. La durée de ces accidents n'est le plus souvent que de quelques semaines, mais quelquefois elle peut persister beaucoup plus longtemps ; même dans les cas les plus généralisés la guérison est la règle. Le traitement consistera en applications topiques stimulantes sur le voile du palais ainsi qu'en application de courants d'induction. Un moyen qui réussit souvent assez rapidement à guérir les paralysies diphtheritiques du voile du palais consiste à faire des injections nasales stimulantes avec des feuilles de noyer ou de la créosote en solution faible ; ces injections sont très-faciles avec le syphon de Weber.

7° *Angine dothiénentérique.*
(Laryngo. — Typhus des Allemands.)

Dans un certain nombre de cas de fièvre typhoïde nous pouvons constater des complications pharyngo-laryngées, mais si nous consultons les auteurs nous n'y trouvons mentionnées que les formes graves : ulcéreuses, œdémateuses et nécrosiques.

Le docteur Guenau de Mussy le premier a attiré l'attention sur les formes benignes, et nous trouvons dans la thèse du docteur Bonnefond la description de ses observations très intéressantes dont l'analyse nous permet de donner à cette variété d'angine les caractères suivants : d'abord rougeur diffuse de la gorge puis série de petites granulations transparentes entourées d'un cercle rouge ; ces vésicules sont très nombreuses sur la face postérieure du pharynx, elles recouvrent les piliers, le voile du palais et transforment quelquefois la luette en une véritable grappe. Cette angine s'accompagne de sécheresse de la gorge, de douleurs et parfois d'une véritable gêne de la déglutition ; cette affection doit débuter dès les premiers jours de la fièvre typhoïde, car elle est constamment en pleine évolution du huitième au douzième jour ; elle persiste pendant la période des hautes températures et diminue quelques jours avant la chute de la température, et sa disparition est un indice d'amélioration dans l'état général du malade.

Pendant l'évolution de la fièvre typhoïde il se présente dans certains cas une affection angineuse fort différente de celle que nous venons de décrire et qui constitue la forme grave de l'angine dothiénentérique.

Il est probable que dans ces cas les ulcérations, que l'on a constatées à partir du second septenaire, ont été précédées de la forme vésiculeuse ou bénigne, mais la confirmation clinique de ce fait n'a pas encore été observée ; quel qu'en soit le début, on trouve vers le milieu du second septenaire des ulcérations plus ou moins étendues des différentes parties de l'appareil vocal. Lorsque ces ulcérations restent limitées aux couches superficielles de la muqueuse, elles passent le plus souvent inaperçues au milieu de l'ensemble des symptômes de la fièvre typhoïde ; mais dans quelques cas ces ulcérations envahissent les couches profondes, il se produit de l'œdème, de la périchondrite et la nécrose consécutive des cartilages.

Les symptômes sont alors ceux de la laryngite œdémateuse et la mort est la terminaison presque fatale ; dans certains cas cependant il a été possible de sauver les malades d'une suffocation imminente par une opération de trachéotomie, mais par suite de l'étendue des lésions on peut rarement espérer les en débarrasser plus tard et ils doivent ordinairement se résigner à porter   le pour le reste de leurs jours.

Avant de terminer ce chapitre, il me resterait à parler de l'angine de la morve et de celle du choléra, mais vu la gravité des autres symptômes, on n'a pas jusqu'à présent fait d'étude spéciale de cette localisation, qui n'est du reste qu'un épisode presque insignifiant, vu l'état général du malade.

VI

DEUXIÈME CLASSE

Second groupe.

Nous allons aborder aujourd'hui l'étude des angines diathésiques et chroniques localisées, liées à des maladies générales chroniques. En raison de leur chronicité, ces affections mériteront de notre part une étude toute spéciale, et leur évolution devra faire l'objet des études constantes de tout médecin qui désirera traiter les maladies de l'appareil vocal.

Première variété. — Angine syphilitique.

Avant d'aborder l'étude de la symptomatalogie, je crois utile de vous faire remarquer que le diagnostic de ces affections présente quelquefois de très grandes difficultés, aussi ne faut-il pas se contenter d'un simple examen de l'appareil vocal et baser son diagnostic sur un seul symptôme, mais s'enquérir avec soin des antécédents et se rappeler que beaucoup de malades ne veulent pas avouer l'existence de lésions syphilitiques antérieures, et que dans ces cas il faut les interroger avec le plus grand soin, et chercher un moyen de découvrir la vérité sur les antécédents sans froisser *leur suscep-tibilité* le plus souvent exagérée. — Ces réserves dont vous pourrez souvent être à même d'apprécier l'importance nous font pressentir que les caractères des manifestations angineuses de la syphilis ne sont pas toutes aussi caractéristiques que la plupart de celles que nous pouvons constater sur la surface cutanée ; cela tient peut-être à ce qu'elles sont moins faciles à examiner et moins bien étudiées, mais cela tient aussi beaucoup je crois, à une diffé-rence de milieu et au contact continu de la muqueuse pharyngolaryngée avec les mucosités secrétées par les glandes et avec les substances étrangères.

En développant la classification des angines nous avons insisté sur la marche progressive des accidents des parties superficielles aux parties profondes : je pourrais ajouter, comme caractère général, une tendance plus grande à la localisation, à mesure que les manifestations s'éloignent du début des ac-cidents secondaires. Il est enfin un troisième carac-tère qui pourra nous être souvent d'une très grande utilité pour reconstituer l'évolution successive des différentes manifestations syphilitiques ; c'est que l'angine syphilitique qui n'atteint au début que les couches les plus superficielles de la muqueuse (exan-thème et plaques muqueuses) envahit peu à peu les couches sous-dermiques (ulcérations) pour atteindre en dernier lieu les tissus plus profonds, le périchondre et les cartilages.

La division des angines syphilitiques en trois périodes avec série d'accidents très distincts ne présente pas des caractères aussi tranchés que pour les affections syphilitiques cutanées, cette irrégularité a même fait contester la marche simultanée de ces deux ordres de manifestations ; je crois, cependant, tout en faisant certaines réserves que l'on peut conserver cette division, qui rendra l'étude beaucoup plus facile et nous permettra de grouper ensemble les lésions de la même catégorie.

Nous étudierons donc successivement les angines syphilitiques.

1· De la période primitive ;
2· De la période secondaire ;
3· De la période tertiaire.

1· *Accidents primitifs.* — Les accidents primitifs, assez fréquents aux parties antérieures de la bouche, deviennent de plus en plus rares à mesure que les organes s'éloignent de l'orifice buccal. C'est à peine si l'on a pu en constater plusieurs fois la présence sur les piliers et le voile du palais, et leur existence sur le larynx est problématique.

Il est cependant un mode de contagion directe possible sur les parties plus profondes, c'est la

transmission de la syphilis d'un malade à un autre
avec le miroir laryngien ou avec la pince porte-
caustique.

Le médecin ne saurait trop se tenir en garde contre la possibilité d'une pareille éventualité et d'un
pareil danger. Ce fait s'est présenté, et dans un
lycée de Paris la syphilis a été transmise à plusieurs enfants par le contact d'une sonde qui avait
servi à pratiquer le cathéterisme de la trompe
d'Eustache chez un syphilitique. Prenez donc l'habitude de passer vos instruments dans une solution
de permanganate de potasse après chaque examen
de malade : le lavage des miroirs laryngiens dans
une solution aqueuse au centième de permanganate
de potasse suffit pour prévenir tout danger de cette
nature.

Nous n'avons donc pas à étudier, sur l'appareil pharyngo-laryngé, l'évolution du chancre,
puisqu'il ne s'y montre pas, mais, ayons toujours
présent à la mémoire l'exemple que je viens de
vous citer, afin de ne pas créer, par notre faute,
une nouvelle localisation du chancre infectant.

2° *Accidents secondaires.* — De un à trois mois
après l'accident primitif, nous voyons paraître, dans
le plus grand nombre des cas, la première manifestation angineuse qui est caractérisée par de
l'érythème. Souvent, cette angine se montre avant

toute autre manifestation de roséole cutanée, quelquefois les deux éruptions sont simultanées, et, dans un certain nombre de cas. il peut y avoir roséole cutanée sans angine erythemateuse.

Cette angine est précédée ordinairement par un trouble de l'état général, un peu d'état fébrile, de malaise, de chaleur et de sécheresse à la gorge ; mais ces troubles généraux, quoique beaucoup plus prononcés que ceux qui accompagnent les manifestations syphilitiques cutanées, ne sont pas toujours assez caractérisés pour appeler l'attention du malade et peuvent passer inaperçus si le médecin, guidé par l'ensemble de ces symptômes, ne dirige pas son investigation du côté du pharynx et du voile du palais.

L'angine erythemateuse de la syphilis est caractérisée par une rougeur vive, de nuance scarlatineuse, à reflets un peu opalins. Cette rougeur occupe d'abord les piliers antérieurs et la partie moyenne du voile du palais, de sorte que, lorsqu'on examine la gorge du malade, on aperçoit très nettement cette rougeur, très bien limitée, et qui nous rappelle les deux côtés d'une fenêtre ogivale assez régulière. Peu à peu cet érythème envahit les parties voisines du voile et de la luette ; mais elle atteint rarement les amygdales et plus rarement encore la face postérieure du pharynx. Cette marche régulière est caractéristique, de sorte que tout erythème de la gorge qui est localisé, soit au pharynx, soit aux piliers postérieurs ou encore aux amygdales, doit éloigner l'idée d'une angine syphilitique.

Lors de la description de l'angine morbilleuse je vous ai dit que le début de cette affection se faisait par la face postérieure du pharynx. Cette particularité peut servir de caractéristique pour le diagnostic différentiel des angines de la rougeole et de la syphilis dans certains cas d'éruptions cutanées anormales, qui permettent l'hésitation entre les deux maladies.

Je puis vous citer comme exemple un fait qui s'est passé en ma présence à l'hôpital St-Louis et qui vous prouvera la justesse de cette remarque : Un malade entré depuis la veille à l'hôpital présentait une éruption assez généralisée de la surface cutanée, cette éruption avait les caractères de la rougeole et était accompagnée d'une réaction fébrile intense, avec toux assez fréquente, le diagnostic rougeole avait été porté et semblait devoir être confirmé lorsqu'incidemment le malade se plaint d'un peu de gêne et de sécheresse de la gorge ; l'examen de l'arrière cavité buccale montre que le pharynx est indemne, et l'on peut au contraire constater une rougeur très vive des piliers antérieurs et du voile du palais, cette rougeur est très nettement limitée et revêt cette forme ogivale que je vous ai signalée tout à l'heure. La découverte de ce nouveau symptôme a donc suffi dans ce cas pour rectifier un diagnostic et l'évolution ultérieure de la maladie a du reste confirmé là justesse de cette nouvelle opinion.

Autour de cet exanthème, il survient au bout de quelques jours une irritation diffuse qui prend l'allure catarrhale et s'étend aux amygdales et au pharynx, mais qui s'étend rarement à l'épiglotte et aux éminences arytenoïdes.

Dans un assez grand nombre de cas, en même temps que paraissent les premières manifestations d'erythème sur les piliers, on peut constater un peu de changement du timbre de la voix, qui devient rauque *(raucedo syphilitica)* l'observation laryngosicopique a montré que cette altération de la voix était due à la présence sur les cordes vocales d'un erythème analogue à celui que nous avons constaté sur les piliers antérieurs, cet erythème est également bien localisé aux cordes vocales et rarement les bandes ventriculaires sont atteintes dans les périodes du début. J'explique dans ces cas l'altération souvent considérable de la voix par la brusque invasion de l'érythème à tout le bord libre des cordes vocales ; nous verrons en effet, lorsque nous étudierons l'angine des tuberculeux, que des lésions souvent assez considérables des cordes vocales peuvent coïncider avec une altération peu marquée de la voix, mais seulement lorsque ces lésions ont progressé avec une extrême lenteur et que les muscles tenseurs des

6.

cordes vocales ont pu peu à peu s'habituer, par une tension de plus en plus considérable, à suppléer à l'abaissement do la tonalité de la voix dû à l'épaississement des cordes vocales. Dans le cas de syphilis au contraire les cordes vocales se trouvent brusquement augmentées de volume et les muscles tenseurs de ces cordes ne changeant pas leur mode de tension avec la même rapidité, le timbre de la voix se trouve abaissé et devient rauque.

Cette petite digression m'a un peu écarté de notre étude sur l'angine syphilitique, mais elle n'était pas, je crois, inutile, car elle nous montre qu'il ne faut pas toujours s'attendre à préjuger de la gravité des lésions des cordes vocales d'après la gravité de l'altération de la voix.

A la suite de l'erythème syphilitique, nous voyons survenir les plaques muqueuses, qui sont de beaucoup les manifestations syphilitiques les plus importantes de l'appareil vocal, tant à cause de leur fréquence qu'à cause de leur valeur diagnostique.

Les *plaques muqueuses* de la gorge ont pour siéges de prédilection le voile du palais, les piliers et les amygdales. Les papules initiales s'entourent rapidement d'une auréole inflammatoire qui en masque un peu l'évolution; mais peu à peu leur surface prend une couleur blanchâtre et opaline, elles revêtent une forme ovalaire et irrégulièrement arrondie, deviennent légèrement saillantes et sont circonscrites par un bord un peu plus épais et entouré d'une auréole inflammatoire ; cette surface qui a, disons-nous, une teinte un peu opaline, est légèrement plissée et comme gaufrée, elle paraît comme veloutée et tranche d'une manière assez sensible avec les parties lisses du reste de la muqueuse. Il ne faut pas s'attendre à rencontrer toujours des caractères aussi nets et aussi marqués que ceux que nous venons de décrire ; plus le siége de la plaque muqueuse s'éloigne de l'orifice buccal et moins son aspect est caractéristique ; c'est là un fait constant et qu'il est bon de ne pas oublier. Mais cependant, malgré cette caractéristique moins nette, les plaques muqueuses de l'appareil vocal conservent encore un ensemble de caractères qui permettent, dans le plus grand nombre des cas, de les reconnaître facilement.

L'apparition et l'évolution de la plaque muqueuse s'accompagne d'une réaction fébrile peu intense, le malade accuse en même temps et dès le début de la chaleur, de la sécheresse et des picotements de la gorge, ainsi qu'une légère difficulté de la déglutition, mais ces phénomènes doivent tenir surtout à l'inflammation des parties qui entourent les plaques muqueuses plutôt qu'à l'évolution des plaques elles-mêmes. Dans un assez grand nombre d'observations de plaques muqueuses du pharynx, on a constaté une recrudescence nocturne des douleurs presque aussi marquée que pour les accidents de la période tertiaire.

La durée de la plaque muqueuse varie de quelques semaines à plusieurs mois ; chez quelques malades qui suivent un traitement irrégulier ou qui font un usage fréquent de substances irritantes, elles peuvent avoir une durée presque indéfinie, les fumeurs de cigarettes sont souvent dans ce cas.

Les plaques muqueuses de date ancienne n'ont plus des caractères aussi tranchés que pendant les périodes du début, et, si l'attention du médecin n'est pas en garde contre les méprises, il est facile de commettre dans ces cas une erreur de diagnostic.

Toute cette description que je viens de vous faire ne s'applique qu'aux plaques muqueuses du pharynx. A mesure qu'elles s'éloignent de l'orifice buccal, ainsi que je l'ai posé en principe, les plaques muqueuses perdent de plus en plus leur forme et leur aspect caractéristique ; et comme d'un autre côté l'examen devient de plus en plus difficile, il n'est pas étonnant que leur existence sur le larynx ait donné lieu à controverse.

Isambert n'admettait l'existence des plaques muqueuses du larynx que comme une exception excessivement rare. Si l'on ne considérait comme plaques muqueuses que les plaques laiteuses gaufrées et à bords saillants que nous venons de décrire sur la muqueuse buccale, cette assertion serait vraie ; mais, ainsi que je vous le faisais observer, les plaques muqueuses perdent ces caractères tranchés à mesure qu'elles s'éloignent de l'orifice buccal.

Dès l'apparition des premières manifestations d'accidents secondaires, on peut, dans un grand nombre de cas, constater sur les cordes vocales une rougeur assez généralisée avec gonflement des cordes vocales ; cette rougeur prend souvent un aspect granuleux qui est dû à l'hypertrophie des papilles de la muqueuse. L'examen microscopique y a fait constater une néoformation de fibres conjonctives et de réseaux élastiques : ces caractères histologiques nous permettront donc de les considérer comme des plaques muqueuses du larynx.

La rougeur et le gonflement ne restent pas souvent limités aux cordes vocales, les bandes ventriculaires et les éminences aryténoïdes sont ordinairement tuméfiées, et c'est en raison de cette généralisation de la maladie sur les différentes parties du larynx que l'on peut constater, dans le plus grand nombre des cas, une altération très marquée du timbre de la voix.

Le diagnostic différentiel de cette affection présente quelquefois d'assez grandes difficultés, parce que, selon que ses symptômes sont plus ou moins accusés, elle peut être confondue avec deux états morbides très différents : 1° avec la période catarrhale de la phthisie laryngée lorsque la poussée syphilitique est discrète, et 2° avec l'angine catarrhale lorsque la rougeur et le gonflement envahissent une grande partie du larynx.

Il est une autre particularité qui pourra aider au diagnostic dans les cas embarrassants, c'est la présence de plaques muqueuses sur la face postérieure et surtout au bord libre de l'épiglotte, et la présence de ces plaques muqueuses est d'autant plus caractéristique qu'elles y conservent alors leur aspect tout spécial, presque aussi nettement accusé que pour les plaques muqueuses de la bouche.

Pendant la période des accidents secondaires, et comme conséquence des plaques muqueuses, on voit souvent des ulcérations. Leur siége le plus fréquent correspondra par conséquent à celui que nous avons signalé pour les plaques muqueuses elles-mêmes. Ces ulcérations de la période secondaire sont superficielles, tandis que celles que nous verrons survenir pendant la période tertiaire sont beaucoup plus profondes; de plus, elles n'ont pas les bords taillés à pic ni l'aspect caractéristique de la description classique, et rien ne les fait reconnaître des ulcérations non syphilitiques, leur évolution et leur siége auront une importance beaucoup plus grande pour en faire soupçonner la nature, et, pour les raisons que nous avons données plus haut en parlant de la plaque muqueuse, il ne faudra accepter qu'avec les plus grandes réserves comme syphilitiques toutes les ulcérations superficielles situées sur le bord libre des cordes vocales ou à la commissure postérieure.

Autour de ces ulcérations syphilitiques, il se dé-

veloppe très souvent de petites végétations polypiformes qui donnent alors une valeur caractéristique
à ces ulcérations. Ces végétations croissent et se
multiplient avec une grande rapidité, et leur structure hystologique est celle des bourgeons charnus.
En étudiant les accidents syphilitiques de la période
tertiaire, nous pourrons également en constater
l'existence et en faire une étude plus détaillée.

*Traitement des angines syphilitiques de la période
secondaire.* La guérison spontanée se fait dans un
certain nombre de cas peu intenses; mais elle est
alors le plus souvent longue et difficile, et des accidents graves peuvent survenir et compromettre la
santé générale du malade; le traitement de l'angine
syphilitique est donc indispensable, et il doit être en
même temps local et général.

1° *Traitement local.* Il consiste à cautériser, au
moins deux ou trois fois par semaine, les points malades avec la solution au bichlorure :

> Bichlorure de mercure... 1 gramme.
> Eau distillée .... 50 grammes.
> Alcool...................... 10 grammes.

Ou mieux avec une solution de nitrate acide de
mercure :

> Nitrate acide de mercure 1 gramme.
> Eau distillée............... 50 à 75 gr.

En même temps, lorsqu'il y a une inflammation assez prononcée des parties voisines, on fait employer les gargarismes émollients et plus tard les gargarismes astringents au ratanhia, au chlorate de potasse et au tannin. L'usage des pastilles de chlorate est également nécessaire.

Dans les cas nombreux où l'on constate de la raucité de la voix, et surtout lorsque le laryngoscope a montré sur les cordes vocales cette hypérémie caractéristique qui est l'indice de la localisation syphilitique sur le larynx, il est très important, dès le début, de pratiquer au moins une ou deux fois par semaine des cautérisations des cordes vocales avec l'une des solutions formulées plus haut dans lesquelles il sera bon, le plus souvent, de diminuer pendant les premiers jours la dose du médicament actif.

Lorsque l'on se borne seulement à un traitement général, l'affection laryngée a le plus souvent une durée très longue, et de plus il survient alors sur les ulcérations de petits bourgeons charnus qui augmentent peu à peu de volume et produisent plus tard de véritables végétations polypiformes qui provoquent une aphonie plus ou moins complète et nécessitent l'intervention chirurgicale avec les pinces à polypes et le galvano-cautère.

2° *Traitement général.* A l'intérieur il faut faire prendre des pilules de protoiodure de mercure, mais si l'on a affaire à des accidents secondaires tardifs, il est préférable d'ordonner du sirop de Gibert qui est un bi-iodure de mercure et de potassium. La dose est de une à deux cuillerées par jour, et chaque cuillerée contient 1 centigramme d'iodure de mercure et 50 centigrammes d'iodure de potassium. Certains cas d'angines syphilitiques de la période secondaire présentent une tenacité désespérante et semblent très peu influencés même par le sirop de Gibert ; il est bon, dans ces cas rebelles, de faire prendre en même temps des bains sulfureux ; c'est alors que l'on obtient des résultats très rapides par une saison aux eaux sulfureuses fortes : Luchon ou Barèges.

3° *Angines syphilitiques* de la période *tertiaire.* Les angines de cette période sont caractérisées par des tubercules ou des gommes qui donnent naissance à des ulcérations profondes, à des lésious osseuses et à des végétations consécutives. Ces accidents tertiaires peuvent se présenter sur toutes les parties de l'appareil vocal.

A la région osseuse de la voûte palatine, les gommes sont très fréquentes, et elles laissent à leur suite des perforations caractéristiques de la voûte palatine. L'étude de leur évolution n'étant qu'indirectement liée à celle des angines, nous n'aurons pas à nous en occuper, cependant je tenais à vous en signaler l'importance, car le seul fait d'une perforation de la voûte palatine met souvent sur la trace d'une syphilis que l'on ne soupçonnait pas auparavant.

A la face postérieure du pharynx, les gommes et les ulcérations syphilitiques sont exceptionnelles ; ce fait a son importance pour le diagnostic différentiel de la syphilis et de la scrofule, car cette dernière affection nous présente, au contraire, une prédilection toute spéciale pour la face postérieure du pharynx. Lorsque, sur le même sujet, il y a réunion de ces deux diathèses, les ulcérations du pharyx ont une marche beaucoup plus lente, leur cicatrisation se fait très difficilement et est le plus souvent irrégulière.

Au larynx, l'épiglotte est de beaucoup la région la plus fréquemment atteinte, et le siége ordinaire de ces ulcérations est le bord libre.

La fréquence de cette localisation avait fait poser en axiome qu'il n'y avait pas de syphilis laryngée sans ulcération du bord libre de l'épiglotte ; c'est là une assertion exagérée et qui pourrait, dans quelques cas, faire commettre une erreur de diagnostic. J'ai donc cru utile de vous faire connaître mon opinion à cet égard pour vous prémunir contre cette éventualité. Après la guérison, cette ulcération laisse une perte de substance du bord libre qui présente une forme arrondie, et dont la surface est recouverte

d'un tissu cicatriciel d'un blanc nacré assez caractéristique.

Aux éminences aryténoïdes, aux bandes ventriculaires et à la commissure postérieure, lorsque les
ulcérations sont formées, elles envahissent souvent
les parties profondes, atteignent les cartilages, et
l'on voit survenir de la périchondrite et de la chondrite avec nécrose des cartilages. Ce travail ulcératif
occasionne ordinairement un œdème qui peut atteindre des proportions considérables et occasionner des
symptômes d'asphyxie. Cette gêne respiratoire est
encore augmentée par la formation d'un grand nombre
bre de petites végétations polypiformes sur les bords
des surfaces ulcérées; ces végétations, qui ont la
structure des boutons charnus, croissent avec une
grande rapidité, et lorsque l'on en pratique l'arra-
chement sans avoir soin de faire en même temps
une cautérisation énergique, elles repullulent avec
une telle facilité que le résultat du traitement devient presque négatif. L'ensemble de cet œdème et
de ces végétations masque complètement l'évolution
de la maladie sur les cordes vocales et empêche d'en
surveiller les progrès avec le laryngoscope.

Sur les cordes vocales, il se produit des ulcérations marginales, paraissant comme faites à l'emporte-
pièce; leur marche est rapide et leurs bords sont
bientôt recouverts de petites végétations polypifor-

mes analogues à celles que nous avons constatées sur les éminences aryténoïdes.

Les ulcérations syphilitiques des cordes vocales se distinguent de celles qui appartiennent à la phthisie laryngée en ce qu'elles n'ont pas, comme ces dernières, de localisation spéciale sur le système glandulaire des cordes vocales.

Les ulcérations sous-glottiques sont souvent serpigineuses et envahissent peu à peu toute, la hauteur de la trachée ; elles s'accompagnent toujours de périchondrite avec destruction des anneaux de la trachée. Cette affection acquiert un caractère tout spécial de gravité en raison du rétrécissement considérable du calibre de la trachée, qui est le résultat d'une double cause : la disparition des anneaux cartilagineux et la tendance rétractile du tissu fibreux cicatriciel. J'ai eu l'occasion, avec Isambert, de voir un cas type de cette affection qui s'est terminé par la mort, et l'examen de la pièce anatomique rapproché de l'évolution de la maladie nous a permis d'en reconstituer les différentes phases.

La marche des accidents de la période tertiaire est essentiellement lente et chronique. De plus, ainsi que je vous le faisais remarquer en commençant cette étude, plus on s'éloigne du début de l'affection et plus la lésion se localise. Vous avez pu voir également que les lésions, d'abord superficielles, envahissent peu à peu des couches plus profondes. C'est en vous basant sur l'ensemble de tous ces symptômes que vous pourrez faire le diagnostic différentiel de cette affection.

Il existe un certain nombre de malades chez lesquels l'évolution de la maladie ne se présente pas avec des caractères aussi tranchés : ce sont les scrofuleux ou les tuberculeux qui contractent une syphilis avec manifestations du côté de l'appareil vocal. Dans ces cas complexes, le diagnostic est souvent très difficile, et il faut la plus grande attention et une grande habitude pour faire la part de ce qui revient à chaque diathèse. Les angines syphilitiques des scrofuleux nous présentent une ténacité désespérante ; et lorsque des malades ont un mélange d'angine syphilitique et de phthisie laryngée, nous voyons rapidement l'affection se présenter avec un caractère de gravité tout particulier, à tel point que lorsque vous observerez une évolution très rapide des lésions de la phthisie laryngée, il faudra rechercher avec soin s'il n'y a pas d'antécédents syphilitiques.

Traitement des accidents tertiaires. — Ce traitement est loin d'avoir pour les accidents tertiaires la même efficacité que pour les accidents secondaires ; cependant il est important d'agir par le double traitement local et général. La base du traitement général sera l'iodure de potassium dont on élèvera progressivement la dose jusqu'à 4 et 5 grammes par jour selon la susceptibilité du malade. Il est très important d'avoir recours en même temps à une médication tonique et reconstituante pour combattre l'influence dépressive de ces accidents tertiaires, et de l'iodure de potassium absorbé : les bains sulfureux seront un utile adjuvant de cette médication.

Le traitement local consistera en cautérisation avec la solution suivante :

Nitrate acide de mercure........   1 gramme,
Eau.................................   40   —

Lorsqu'il y a œdème, il sera préférable de se servir d'une solution assez forte d'acide chromique au vingtième ou même au quinzième. Pour favoriser la cicatrisation des ulcérations, j'ai employé avec succès l'iodoforme, mais ce produit a une odeur si désagréable et si persistante, que l'usage en est difficilement supporté par les malades. Lorsqu'il se produit des végétations, j'ai soin de les enlever avec la pince à polype, mais pour que cette opération ne devienne pas inutile par suite de leur repullulation rapide, il faut, immédiatement après l'extirpation, faire une cautérisation avec le galvano-cautère : cette petite opération est plus effrayante que douloureuse, et les malades la supportent très facilement,

Le traitement doit être assez énergique et l'on doit essayer par tous les moyens d'éviter la trachéotomie. La trachéotomie, en effet, n'est pas une opération grave en elle-même ; mais comme conséquence, il est ensuite très difficile de parvenir à débarrasser le malade de sa canule. Lorsque le passage continuel de l'air ne maintient plus en tension les différents muscles dilatateurs de la glotte, il se produit un affaissement de toutes les parties constitutives du larynx, et, lorsqu'après la guérison de la cause qui avait nécessité la trachéotomie, on veut retirer la canule du malade, on voit qu'il lui est impossible de respirer et que les deux cordes vocales ne parviennent plus à s'écarter pour le passage de l'air. Ce rétrécissement est, du reste, rendu plus considérable par l'absence d'une partie de la charpente cartilagineuse qui s'est trouvée éliminée par le fait même de la maladie.

VI

ANGINE SCROFULEUSE

Le début de l'angine scrofuleuse est insidieux et ne s'accompagne d'aucun de ces symptômes si prononcés et si caractéristiques qui signalent le début des autres variétés d'angines. C'est ce qui explique que, si les lésions graves et ultimes de l'angine scrofuleuse étaient depuis longtemps reconnues et étudiées, il fallait, pour étudier les lésions des premières périodes, se trouver dans des conditions toutes spéciales d'observation et y joindre une sagacité clinique toute particulière.

Mon maître et ami, le professeur Isambert, comme médecin du service laryngoscopique du bureau central, et par ses qualités de clinicien essentiellement observateur, remplissait au plus haut degré ces deux conditions ; c'est ce qui lui a permis, dans un mémoire remarquable publié en 1872, de faire le premier l'histoire clinique complète de l'angine scrofuleuse.

Les premières manifestations de l'angine scrofuleuse se montrent toujours sur la face postérieure du pharynx, et le plus ordinairement à la partie supérieure de cette face, celle qui avoisine le pharynx nasal. Cette affection a une marche essentiellement chronique et ne présente, le plus souvent, aucun temps d'arrêt dans son évolution ; nous pourrons cependant admettre trois périodes :

1° Période catarrhale ;
2° Période ulcéreuse superficielle ;
3° Période ulcéreuse profonde.

Cette division de l'angine scrofuleuse en trois périodes successives nous en rendra l'étude beaucoup plus facile.

Première période. — Catarrhale.

Au début, l'angine scrofuleuse peut présenter deux formes différentes :

1° La forme glanduleuse, qui est de beaucoup la plus fréquente ;

2° La forme sèche, qui se présente beaucoup plus rarement et a été moins bien étudiée, surtout à ses périodes de début.

1° Angine scrofuleuse à *forme glanduleuse*. Les malades, qui depuis quelque temps déjà, sont atteints d'un coryza chronique, n'éprouvent que des symptômes insignifiants et peu marqués du côté du pharynx. C'est à peine, même lorsque leur attention est éveillée de ce côté, si ces malades ressentent un peu de sécheresse ou un peu de chatouillement de la gorge ; le plus souvent, au contraire, ils éprouvent une gêne considérable à la partie postérieure des fosses nasales. Le médecin, guidé par la constitution générale et par la persistance de ce coryza chronique, devra faire l'examen de l'arrière-gorge, et il pourra alors constater les symptômes pharyngés suivants :

La paroi postérieure du pharynx est sèche, et d'un rouge un peu foncé, elle est rendue luisante par un mucus épais qui la recouvre. Cette surface présente des saillies formées par l'hypertrophie des glandes et des follicules pharyngés ; cette hypertrophie du système glandulaire est moins confluente que dans les autres variétés d'angines à forme catarrhale, mais par contre, l'hypertrophie de ces glandes y prend des proportions beaucoup plus considérables. De plus, ces glandules volumineuses ne présentent pas à leur base l'injection vasculaire que nous avons constatée dans l'angine catarrhale chronique et qui se présente également d'une façon constante dans l'angine arthritique ; ces glandes ont une teinte d'un rouge sombre un peu violacé. La paroi postérieure du pharynx à sa partie supérieure ou nasale, est tapissée par des croûtes grisâtres, sèches, minces et recoquevillées sur leurs bords qui sont formées de mucus désséché : le matin, avant que le passage des aliments ne les ait fait disparaître, on peut même en constater la présence sur toute la face postérieure du pharynx. La formation de ces croûtes desséchées tient à ce que le malade étant en même temps atteint de coryza chronique, est obligé de dormir la bouche ouverte, le mucus secrété pendant la nuit par le pharynx et par la partie postérieure des fosses nasales, se trouve ainsi desséché par le passage de l'air, et forme ces croûtes qui sont très adhérentes. Lorsque, pendant cette période de début, l'on enlève ces mucosités desséchées, on constate quelquefois, au dessous, un peu de desquammation épithéliale avec aspect framboisé des glandes, mais on n'y constate pas d'ulcération.

2° Angine scrofuleuse à forme sèche.

Dans cette variété, qui est beaucoup plus rare que la forme glanduleuse, nous constatons les mêmes symptômes, mais l'aspect de la face postérieure est beaucoup plus sec et plus luisant, cependant les glandes hypertrophiées y font souvent défaut, et, lorsque l'on peut y constater la présence de quelques follicules volumineux, ils y atteignent, de même que dans la forme précédente, des proportions toujou[rs] considérables. Cet aspect sec et luisant rappelle beaucoup l'aspect de la langue d'un malade atteint de fièvre typhoïde. La présence des croûtes grisâtres, sèches et recoquevillées est ici un élément très important pour le diagnostic différentiel avec les autres variétés de pharyngites sèches.

Deuxième période. — Ulcéreuse superficielle.

Les symptômes fonctionnels, sans acquérir beaucoup d'intensité, sont cependant plus prononcés qu'à la première période. Les malades se plaignent d'un peu de sécheresse et de chaleur de la gorge sans aucune douleur pour les mouvements de déglutition, ni trouble de l'appareil auditif, à moins de complications. Ces symptômes fonctionnels sont donc plutôt négatifs eu égard aux lésions, et leur peu d'intensité devient ainsi un élément de diagnostic.

Signes locaux. — A la seconde période, nous voyons persister l'hypertrophie considérable des glandes et des follicules muqueux, mais peu à peu, sur quelques-unes de ces saillies et dans les sillons qui les séparent se montrent de petites ulcérations irrégulières plus longues que larges ; leurs bords légèrement décollés sont amincis et de couleur un peu violacée, le fond de ces ulcérations est blanc jaunâtre, elles serpentent pour ainsi dans la profondeur du sillon, et lorsqu'elles sont nombreuses, elles donnent à la paroi postérieure du pharynx un aspect lardacé tout-à-fait caractéristique. Nous avons vu, lors de la description de la première période, que le début de la desquammation avait lieu par le sommet des glandes ; mais cette desquammation, lorsqu'elle envahit les couches plus profondes de la muqueuse, trouvant sur les parties interglandulaires un tissu moins dense, l'ulcération y suit une marche beaucoup plus rapide et, par cette raison, elle y acquiert beaucoup plus tôt des proportions plus considérables en largeur et surtout en profondeur. Lorsqu'on examine pour la première fois un malade arrivé à la seconde période de l'angine scrofuleuse, on pourrait croire, d'après l'examen des lésions, que le travail ulcératif a commencé par les sillons interglandulaires. Cette particularité nous explique comment on a pu admettre pendant longtemps que le début des ulcérations scrofuleuses se faisait par la muqueuse des sillons interglandulaires ainsi que le publiait encore en 1878 un de mes élèves, le Dr Fauverteix, dans sa thèse sur l'angine scrofuleuse.

Comme conséquence de ces ulcérations plus profondes, les sillons deviennent plus accentués, les glandes hypertrophiées paraissent se détacher du reste du pharynx ou plutôt paraissent y avoir été appliquées et collées comme des boulettes de papier mâché ou de plâtre demi-liquide lancées contre un mur et y restant applaties. Je prie mes lecteurs d'excuser cette comparaison un peu triviale, mais qui aura du moins l'avantage de graver dans leur esprit cet aspect caractéristique.

Les glandules hypertrophiées prennent une teinte de plus en plus foncée et un peu violacée qui fait ressortir davantage l'aspect jaunâtre et lardacé des sillons interglandulaires ulcérés.

A cette seconde période nous pouvons, de même qu'à la première, constater sur le fond du pharynx la présence de mucosités sèches, luisantes, épaisses et très adhérentes : ces mucosités recouvrent et cachent entièrement les ulcérations lorsque l'on n'a pas le soin de les détacher.

Troisième période. — Ulcéreuse profonde.

A la troisième période, les couches profondes de la muqueuse ne sont plus seules ulcérées, et nous voyons le travail ulcératif gagner peu à peu en profondeur, envahir le tissu cellulaire sous muqueux, ainsi que les tissus musculaires ou autres qui sont situés au-dessous, et dont la nature varie avec les différentes régions.

Lorsque chez un malade nous constatons l'existence de lésions de la troisième période de l'angine scrofuleuse, l'évolution antérieure de la maladie a pu se produire de deux manières différentes, et produire ainsi deux formes de la maladie, qui sont essentiellement distinctes dans leur marche et leur évolution ultérieure.

Une *première forme* est la suite de l'angine ulcéreuse superficielle; elle continue les symptômes et la marche de la seconde période, en s'étendant chaque jour davantage, et en largeur et en profondeur.

Par l'examen du pharynx, on peut apercevoir, sur la face postérieure, des ulcérations d'aspect lardacé, à bords minces et décollés, et de couleur vineuse ; ces ulcérations s'étendent aux piliers, et les sectionnent ; les lambeaux de ces piliers deviennent alors flottants, mais ils ne restent pas longtemps libres, et on les voit se greffer sur la paroi postérieure du pharynx, en y contractant des adhérences cicatricielles, dont la rétraction peut occasionner des difformités et même des infirmités ; si les deux piliers deviennent ainsi adhérents, il peut se former une véritable cloison horizontale, qui peut intercepter toute communication entre les fosses nasales et le pharynx, et occasionner la surdité. Le greffage des piliers peut également s'effectuer avec une surface ulcérée de l'épiglotte, et cette bride cicatricielle amène, par sa rétraction, un déplacement en totalité du larynx, qui peut occasionner des troubles graves et persistants de la déglutition et de la phonation.

Ainsi que je vous l'ai fait observer, en vous parlant de la marche générale de l'angine scrofuleuse, cette affection n'envahit le larynx qu'après avoir étendu ses ravages sur le pharynx, les piliers et le voile du palais, et alors les lésions se présentent sur l'epiglotte avant d'envahir les parties plus inférieures du larynx.

Dans cette région, il se forme d'abord des ulcérations, puis, à la suite, se développent de grosses végétations bourgeonnantes, qui devenant de plus en plus volumineuses, peuvent rétrécir l'orifice glottique, au point de nécessiter la tracheotomie. C'est là un fait rare assurément, mais dont il faut, dans certains cas, prévoir la possibilité.

Lorsque, sous l'influence d'un traitement approprié, la marche progressive de l'angine scrofuleuse se trouve arrêtée, ce qui, heureusement, est la terminaison la plus ordinaire, on voit peu à peu ces lésions si profondes de l'arrière-gorge, se réparer en laissant à leur suite des cicatrices d'une coloration nacrée, sans saillie, au-dessus de la muqueuse, et présentant plutôt une légère dépression ; ces cicatrices ont une forme étoilée, que l'on peut considérer comme caractéristique. L'ensemble de ces caractères peut, dans certains cas, servir à formuler un diagnostic rétrospectif.

La deuxième forme de la période ulcéreuse profonde succède le plus ordinairement, au lupus de la face. Dans cette variété, il n'y a pas de véritable ulcération, le lupus altère et mine en quelque sorte les parties qu'il va détruire, puis il les ronge ou semble même les atrophier; on voit la muqueuse, qui avait pris une teinte vineuse, se déprimer et s'enfoncer peu à peu et simuler une ulcération, et l'on peut assister à un travail de réparation ou cicatriciel, sans qu'il y ait eu véritable ulcération superficielle.

L'on pourrait comparer la marche de ce travail envahissant du lupus pharyngé à celui que tout médecin a pu constater aux ganglions strumeux de certains enfants, chez lesquels on voit un ganglion volumineux se ramollir, diminuer insensiblement de volume au point de devenir moins saillant que la peau; ce ganglion ne suppure pas, mais lorsqu'il est guéri on voit cependant persister une cicatrice étoilée et nacrée avec une auréole de coloration vineuse.

Lorsque dans l'une de ces deux formes de l'angine ulcéreuse profonde les parties osseuses ou cartilagineuses sont atteintes, il se produit une nécrose avec exfoliation de la partie mortifiée, et suppuration sanieuse accompagnée d'une odeur très fétide.

Marche. — Durée

La marche de l'angine scrofuleuse est toujours

insidieuse; c'est à peine avec des lésions souvent très graves et très étendues, si les malades accusent un peu de sécheresse de la gorge. Ce symptôme négatif a bien son importance, car c'est la seule maladie dans laquelle on le constate à un tel degré, de sorte qu'il peut ainsi devenir un signe pathognomonique.

La durée de cette affection est toujours très longue, mais un très petit nombre de malades parcourent le cycle des trois périodes. La plupart des scrofuleux restent pendant de longues années atteints de lésions de la première période, la maladie reste stationnaire, et cette affection ne s'accompagnant d'aucun signe fonctionnel bien manifeste, passe le plus souvent inaperçue, si l'attention du médecin n'est pas attirée du côté de la gorge, par une complication intercurrente ou si son attention n'est pas éveillée par la persistance d'un coryza chronique.

Lorsque la maladie arrive à la seconde période, les signes fonctionnels quoique peu en rapport avec l'étendue des lésions, sont cependant assez prononcés pour éveiller l'attention du malade.

L'existence de ces lésions de la deuxième période est déjà l'indice d'une atteinte plus grave de l'organisme entier; et si par l'application d'un traitement local, auquel il ne faudra pas oublier d'ajouter un traitement général et hygiénique, on ne parvient pas à modifier l'état local et général du malade, on voit les ulcérations gagner rapidement en étendue et en profondeur. C'est surtout à cette seconde période, que l'on voit souvent survenir une complication de tuberculose pulmonaire qui devient alors le point capital, et doit concentrer toute l'action thérapeutique.

Diagnostic différentiel. — L'angine strumeuse ne se présente que chez les individus qui ont eu antérieurement d'autres manifestations scrofuleuses : kerato-conjonctivites chroniques, blepharites, impetigo du cuir chevelu, coryza chronique, engorgements ganglionnaires, etc. Tous ils ont présenté dans leur enfance un léger embonpoint précoce, des yeux brillants avec paupières saillantes et cils un peu longs, ainsi qu'un teint très coloré et d'une nuance un peu cramoisie. Cet ensemble de phénomènes qui passent dans le public pour des signes de santé parfaite, ne trompe pas l'œil exercé du médecin, et leur constatation lui fera porter le diagnostic de lymphatisme pour le présent et d'angine scrofuleuse probable à plus ou moins longue échéance si un traitement préventif convenablement institué, n'arrive pas à modifier cet état.

Dans la marche de l'angine scrofuleuse, il est un

fait capital et dont la connaissance peut avoir une grande importance dans certains cas de diagnostic difficile, c'est le mode de début et d'envahissement de la maladie. L'angine scrofuleuse débute toujours par la partie supérieure de la face postérieure du pharynx ; de ce point elle a une première poussée en avant du côté du voile du palais et des piliers ; puis il y a souvent quelque temps de rémission, et l'on voit du point de départ primitif une seconde poussée qui se dirige vers l'épiglotte, les éminences aryténoïdes et les cordes vocales. L'existence d'un coryza chronique est une complication à peu près constante de l'angine scrofuleuse et peut également servir d'élément de diagnostic. En l'absence d'antécédents scrofuleux, il est un signe négatif très important et sur lequel je crois utile d'insister de nouveau à propos du diagnostic, c'est l'absence de signes fonctionnels : lorsque l'on examine la gorge d'un malade qui ne se plaint que d'un peu de sécheresse et que l'on constate l'existence d'ulcérations assez étendues, il n'est même pas besoin d'y constater les glandes volumineuses et violacées, les ulcérations lardacées et les mucosités adhérentes pour pouvoir affirmer sans crainte d'erreur que l'on a affaire à une angine scrofuleuse.

TRAITEMENT DE L'ANGINE SCROFULEUSE.

Le traitement de l'angine scrofuleuse doit s'adresser

en même temps contre l'état local et contre l'état général.

Contre l'état local, l'on a eu successivement recours à toutes les solutions caustiques plus ou moins violentes. Dans un certain nombre de cas, la solution iodée a donné de bons résultats au professeur Isambert. Voici la formule la plus employée :

Iode métallique............	15 à 25 centigr.
Iodure de potassium........	50 —
Glycérine	10 grammes.

En applications trois ou quatre fois par semaine sur les glandes et les surfaces ulcérées.

La solution au chlorure de zinc au trentième ou au cinquantième réussit quelquefois contre les ulcérations superficielles. Enfin, lorsqu'il y a des ulcérations profondes et que l'on désire modifier énergiquement les surfaces ulcérées, on peut avoir recours à la solution suivante :

Acide chromique..............	1 gramme.
Eau distllée.................	20 —

Il est bon, surtout lorsque l'on a des surfaces assez considérables à cautériser, de ne pas employer de solutions plus concentrées d'acide chromique.

Depuis quelques années, j'ai employé très fréquemment des solutions créosotées, les résultats que j'ai obtenus ont été favorables surtout contre les périodes de début, la pharyngite sèche et l'angine ulcéreuse superficielle; la formule dont je me sers le plus ordinairement est la suivante :

Créosote pure...................... 1 gramme.
Alcool............................. 20 —
Glycérine.......................... 20 —

Sous l'influence de ces cautérisations, la pharyngite sèche est heureusement modifiée, mais les glandes hypertrophiées ne sont que très peu modifiées.

Dans le but d'arriver à obtenir la diminution des glandes, j'ai employé une solution alcoolique d'une plante du Brésil, le tayuya, qui est employée dans ce pays contre les engorgements ganglionnaires syphilitiques. Mon expérimentation repose déjà sur un assez grand nombre de cas, et c'est encore jusqu'à présent le médicament qui m'a donné les résultats les plus favorables. J'emploie ce médicament en solution alcoolique concentrée, et je fais chaque jour pratiquer un badigeonnage du pharynx, mais, pour en activer l'action, je suis obligé d'avoir recours en même temps à des cautérisations avec une solution d'acide chromique au quinzième que je pratique une fois par semaine. C'est ce traitement mixte que je vous conseille d'employer, parce que dans un certain nombre de cas, le traitement par la teinture de tayuya seule n'a pas une action assez énergique et ne donne pas des résultats assez rapides.

Le traitement général est le complément nécessaire du traitement local, il consistera en préparations
toniques sous toutes les formes : viande crue, vin de
quinquina, vin de gentiane, tisane et bains de feuilles
de noyer, sirop d'iodure de fer, huile de foie de morue
créosotée, ainsi que les modificateurs hygiéniques
généraux, les bains de mer, l'exercice en grand air,
la campagne, etc.

A l'intérieur, je fais prendre également de la teinture de tayuya à la dose de 15 à 20 gouttes par jour,
et autant que je puis me prononcer d'après une expérience qui remonte à près de deux ans, c'est un
médicament qui est appelé à rendre de très grands
services contre toutes les manifestations de la scrofule.

ANGINE DES TUBERCULEUX OU PHTHISIE LARYNGÉE.

Cette maladie réclame de votre part une étude toute particulière tant à cause de son extrême fréquence qu'en raison des résultats thérapeutiques qu'il est possible d'obtenir par une médication appliquée avec méthode et persévérance.

L'anatomie pathologique de la tuberculose, dans ses localisations sur les différents organes a été très étudiée depuis quelques années, je n'ai point ici à entrer dans le détail des controverses auxquelles les différentes opinions émises ont donné naissance. Qu'il me suffise de vous citer les travaux remarquables de MM. Lepine, Grancher et Thaon, etc. Ce sujet rentre dans le domaine de la pathologie générale et a fait l'objet de vos études antérieures.

La phthisie laryngée peut survenir soit avant toute manifestation de tuberculisation pulmonaire, soit lorsque déjà l'auscultation permet de constater la présence de signes thoraciques.

L'examen laryngoscopique ne nous fait apercevoir aucune différence entre les lésions constatées dans ces deux variétés d'évolution, nous n'en ferons donc pas une étude séparée.

La distinction clinique de ces deux variétés d'évolution, a cependant une importance capitale au point de vue de la rapidité de la marche et du pronostic de la maladie, aussi y consacrerons-nous un chapitre spécial lorsque nous étudierons la marche et le pronostic de la phthisie laryngée.

En parcourant l'histoire clinique d'un malade atteint de la phthisie laryngée, on peut constater un enchaînement de symptômes de plus en plus prononcés survenant d'une manière continue, et sans ligne de démarcation accentuée. Pour la facilité de l'étude, et sous la réserve de cet enchaînement clinique des symptômes, il nous sera cependant possible de diviser l'évolution de la phthisie laryngée en trois périodes :

1. Période catarrhale ou épithéliale ;
2. Période ulcérative ;
3. Période nécrosique.

Comme caractéristique de chacune de ces périodes, nous avons choisi le nom de la lésion prédominante de chacune des phases de la maladie.

1. *Période catarrhale ou épithéliale.*

Il est un symptôme sur lequel les auteurs n'ont pas suffisamment insisté, et qui se montre dès le début de la période catarrhale pour s'accentuer de plus en plus jusqu'aux dernières périodes de la maladie : c'est la décoloration générale et la teinte terreuse de la muqueuse bucco-pharyngo-laryngée. Cette décoloration, qui a pour cause l'anémie, compagne inséparable de la phthisie, est très caractéristique et permet d'apprécier facilement les moindres changements de coloration provoqués par le développement ultérieur des lésions.

Deux autres symptômes ne tardent pas à se montrer : la rougeur avec léger épaississement de la muqueuse, et l'aspect velvétique de la commissure postérieure.

La rougeur peut se montrer sur toutes les parties du larynx, mais elle a pour siége de prédilection et de début les cordes vocales inférieures. Cette rougeur est rarement généralisée à toute la surface des cordes vocales ; elle est le plus souvent localisée par plaques qui se montrent sur le bord libre des cordes vocales. Cette rougeur est plus prononcée près de leur extrémité postérieure, c'est là un fait caractéristique et qui peut être quelquefois d'une grande valeur pour le diagnostic. L'aspect de cette rougeur peut se présenter sous plusieurs formes différentes : tantôt ce sont des stries parrallèles à la longueur des cordes vocales, d'autres fois de véritables coups de pinceau, et le plus souvent ce sont des arborisations vasculaires présentant leur centre au niveau des glandes, du bord libre des cordes vocales. Cette rougeur s'accompagne d'une infiltration cellulaire qui produit un léger épaississement des cordes vocales, mais ce symptôme est beaucoup moins marqué à la période catarrhale de la phthisie laryngée que dans l'angine catarrhale chronique simple.

Lorsque à une période plus avancée de l'affection, cette rougeur a disparu, elle est remplacée par une teinte particulière des cordes vocales qui ont perdu leur aspect brillant et nacré : elles paraissent ternes, un peu épaissies et inégales, on constate à leur surface une sorte de dépolissement qui est dû à la chute de l'épithélium.

Après les cordes vocales, c'est la commissure postérieure qui est le siége le plus fréquent de la rougeur, et comme sur ce point le tissu cellulaire sous muqueux, est moins serré que sur les cordes vocales, la rougeur s'accompagne ordinairement d'un gonflement et d'un léger œdème inflammatoire. La commissure postérieure devient alors le siége d'un symptôme nouveau et particulier à cette région c'est l'*aspect velvetique.*

La figure ci-contre vous permettra de voir dans leur ensemble ces différentes lésions, et vous rendra mieux compte de l'aspect tout particulier sous lequel se présente l'aspect velvetique à l'examen laryngoscopique.

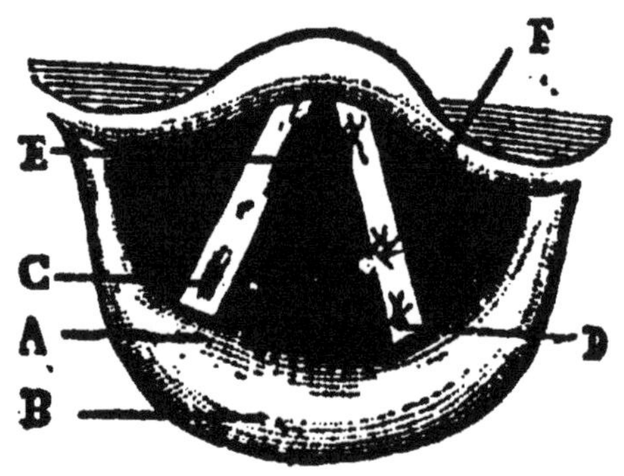

A. Aspect velvetique de la commissure postérieure.

B. Œdème léger des éminences aryténoïdes.

C. Rougeur en coup de pinceau de la partie postérieure des cordes vocales.

D. Glandules hypertrophiées près du bord libre des cordes vocales.

E. Rougeur localisée à la partie antérieure des cordes vocales près de la commissure antérieure.

F. Œdème des bandes ventriculaires ou cordes vocales supérieures.

On donne le nom d'*aspect velvetique* à de petites saillies très-rapprochées, sortes de villosités blanchâtres comparables à du velours d'Utrech à gros grains, d'où le nom de velvetique. Pour apprécier facilement cet aspect, il faut regarder la commissure au moment où le malade, après avoir émis un son,

8.

écarte légèrement les cordes vocales pour pouvoir respirer. Le moment où il est le plus facilement appréciable correspond au demi écartement des cordes vocales.

La constatation de cet aspect velvetique a été considérée pendant plusieurs années comme un signe pathognomonique de la phthisie laryngée, mais de nouvelles observations sont venues démontrer que si ce symptôme se rencontre le plus ordinairement dans la phthisie laryngée il peut également se présenter dans d'autres variétés de laryngites, et lorsque nous étudierons l'angine arthritique, nous pourrons également y constater la présence de cet aspect particulier de la commissure postérieure.

Quelle est la nature de ces villosités? Sont-ce les papilles du derme qui s'hypertrophient, ou bien sont-elles dues à un gonflement des glandules de cette région avec hypersécrétion de la glande et oblitération de leur orifice, ou bien encore sont-elles dues à la présence de granulations tuberculeuses? Il y a là un desideratum que l'anatomie pathologique, difficile à faire à cette période, n'a pas encore rempli. Je crois cependant que si chacune de ces trois hypothèses entre pour sa part dans la formation de l'aspect velvetique, les deux dernières en sont les causes plus ordinaires dans la phthysie laryngée. Cette étiologie de l'aspect velvetique de la tuberculose me permet d'expliquer comment le grain est plus gros dans cette affection que dans l'angine arthritique dans laquelle il serait le plus souvent occasionné par l'hypertrophie des papilles et le gonflement plus considérable de la muqueuse dont le plissement serait alors plus marqué pendant le demi-écartement des cordes vocales.

Ce caractère différentiel, qui malheureusement est quelquefois difficile à apprécier, permettant alors d'ajouter à la précision du diagnostic, car l'aspect velvetique à gros grain deviendrait la caractéristique de la phthisie laryngée.

Ces symptômes de la première période se généralisent peu à peu aux éminences arytenoïdes et à la face postérieure de l'épiglotte, et en même temps ils s'accentuent de plus en plus, l'exfoliation épithétiale gagne en profondeur, et nous voyons survenir les lésions de la seconde période.

2. *Période ulcéreuse.*

En même temps et comme conséquence des ulcérations de la seconde période, nous voyons apparaître deux nouveaux symptômes : la suppuration et un œdème beaucoup plus considérable.

Le siége de prédilection des ulcérations de l'angine des tuberculeux est sur les cordes vocales, et surtout sur leur bord libre. Lorsque la maladie est abandonnée à son évolution naturelle, ces ulcérations du bord libre y persistent pendant que les lésions envahissent les autres parties du larynx, de sorte que toute ulcération isolée d'une autre région que les cordes vocales doit éloigner l'idée de tuberculose.

Les ulcérations sont d'abord superficielles et limitées exactement à la partie des cordes vocales qui est tapissée par l'epithelium pavimenteux ; peu à peu, elles gagnent en profondeur et en surface, elles sont alors entourées le plus ordinairement d'un bord un peu saillant ce qui tend à les faire paraître plus profondes et produit l'aspect d'ulcérations à bords taillés à pic. Sur la partie de l'autre corde vocale qui est symétrique à cette première ulcération, il se forme une lésion correspondante due sans nul doute à l'inoculation directe, mais alors l'évolution est différente, et l'on ne constate plus comme à la première corde malade une ulcération entre deux bords saillants, mais au contraire une partie centrale bourgeonnante située entre deux ulcérations. Cè double phénomène en sens contraire permet alors aux deux cordes vocales de pouvoir se rapprocher malgré la présence de ces végétations.

Les différentes phases de ce travail ulcératif se

reproduisent par l'évolution ultérieure de la maladie sur une partie plus ou moins considérable du bord libre des cordes vocales, et l'on peut ainsi assister à la formation de ce que l'on a nommé à juste raison *aspect serratique* ou en dent de scie, et l'on voit alors les deux cordes vocales s'emboîter réciproquement comme les deux roues d'un engrenage.

La figure suivante vous montre l'aspect du larynx à cette seconde période.

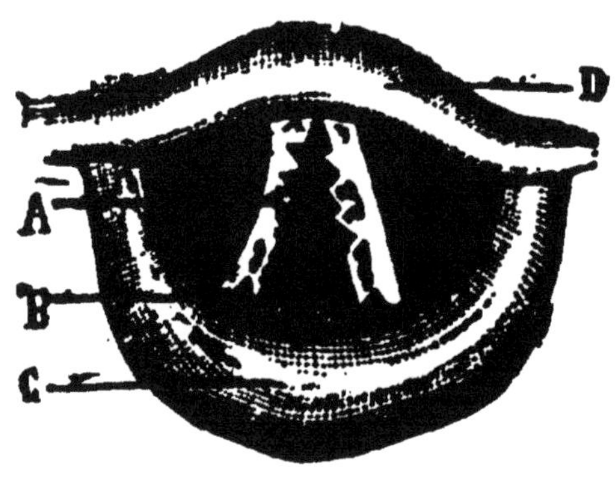

A. Aspect serratique des cordes vocales.
B. Aspect velvetique de la commissure postérieure.
C. Œdème des éminences aryténoïdes.
D. Œdème de l'épiglotte.

Cet emboîtement des cordes vocales présente un grand avantage au point de vue de l'émission des sons, et ce bourgeonnement qui vient combler les vides produits par les ulcérations est assurément un moyen de défense physiologique de l'organisme contre la perte de l'organe le plus important de la vie de relation.

Nous pouvons voir journellement en effet des malades atteints de nombreuses ulcérations de phthisie laryngée continuer à parler, sinon avec toute la pureté désirable, du moins avec beaucoup plus de facilité que ne pourrait le faire supposer l'état de leurs cordes vocales. Sans cet emboîtement réciproque, il se produirait, à la place de l'ulcération un vide qui permettant la déperdition de l'air rendrait impossible l'émission de la parole.

Par suite des progrès de la maladie, les ulcérations envahissent peu à peu les autres parties du larynx, mais sans y présenter aucun caractère particulier qui mérite une étude spéciale.

La suppuration débute en même temps que les ulcérations dont elle est la conséquence, et cette suppuration augmente en raison de l'étendue plus ou moins considérable ou de la profondeur plus ou moins marquée de ces ulcérations. A l'examen laryngoscopique, on peut dans certains cas graves, constater que le larynx est entièrement baigné par du pus qui masque alors complétement les ulcérations; lorsqu'il est moins abondant, le pus paraît surtout localisé sur les bandes ventriculaires dans le voisinage des ventricules, et à la partie moyenne des éminences aryténoïdes.

Au gonflement léger que nous avons signalé à la première période succède un gonflement et un œdème de plus en plus prononcé. Cet œdème, qui reste toujours moins marqué aux cordes vocales en raison de l'adhérence de la muqueuse au tissu fibreux sous-jacent, peut acquérir des proportions considérables sur les points doublés par un tissu cellulaire très lâche : les éminences aryténoïdes, les bandes ventriculaires et l'épiglotte. L'ouverture supérieure de la glotte se rétrécit alors de plus en plus, elle prend alors l'aspect d'un phimosis ou d'un paraphimosis, et l'on peut, dans certans cas, constater comme conséquence de cet état des phénomènes de suffocation et d'asphyxie.

A cette période de la maladie, la voix est rarement éteinte, et seulement changée dans son timbre ; mais la toux est souvent incessante et très pénible, et lorsqu'il survient une ulcération de l'épiglotte, le malade éprouve souvent une dysphagie assez intense pour l'empêcher de prendre toute espèce de nourriture.

Au début de cette seconde période et même dès la fin de la première période, on constate dans certains cas une toux sèche, quinteuse, très pénible, qui est liée à de petites ulcérations des élevures qui constituent l'aspect velvétique de la commissure postérieure ; plus tard, lorsque la période de suppuration est franchement établie, la toux devient moins sèche, et il y a expectoration de *muco-pus*.

3. *Période nécrosique.*

Les ulcérations, qui sont devenues de plus en plus profondes, envahissent les parties voisines des cartilages du larynx et enfin les cartilages, et occasionnent des périchondrites et l'élimination ultérieure de ces cartilages. A la suite de cette nécrose, la partie du larynx qui y correspond s'affaisse peu à peu par suite de cette élimination de sa charpente cartilagineuse. Lorsque les articulations des cartilages aryténoïdes sont envahies par le travail inflammatoire, il se produit une ankylose de cette articulation, et comme conséquence on constate une paralysie mécanique de la corde vocale correspondante.

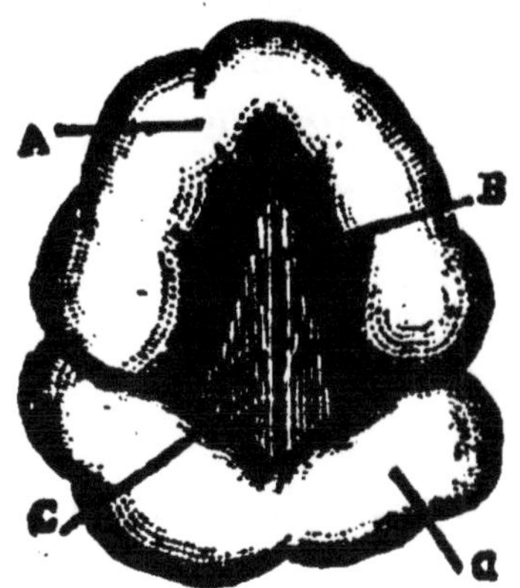

A. Œdème de l'épiglotte.
B. Ouverture de la glotte.
C. Œdème des bandes ventriculaires.
D. Œdème des éminences aryténoïdes.

A l'examen laryngoscopique, lorsque le travail nécrosique n'est pas très étendu, on peut voir un

gonflement localisé et en forme de pyramide avec
rougeur très prononcée de la base de cette pyramide,
la présence de ce symptôme permet de diagnostiquer la formation d'un abcés profond, et d'affirmer
qu'il se prépare un travail d'exfoliation d'une partie
du cartilage. Lorsque la partie nécrosée est plus
étendue, elle s'accompagne d'un œdème considérable
qui en masque l'évolution, et dans certains cas cet
œdème peut acquérir des proportions telles qu'un
intervention chirurgicale devienne le seul moyen
de parer à une asphyxie imminente.

A cette période de la maladie l'aphonie est complète, la toux éteinte, la respiration difficile, et quelquefois il existe un véritable cornage; enfin, il
y a toujours une dysphagie très pénible accompagnée ordinairement de vomissement. Tout cet ensemble de symptômes aggrave singulièrement la si-
tuation du malade, et si les moyens thérapeutiques
n'arrivent à en triompher rapidement, la mort survient à très courte échéance.

Marche et pronostic de la phthisie laryngée.

Ainsi que nous l'avons vu au commencement de
cette étude, la phthisie laryngée peut se montrer
avant toute manifestation pulmonaire, ou bien survenir lorsque les lésions pulmonaires sont déjà caractérisées.

Lorsqu'elle est *primitive*, il y a deux formes à considérer : dans la première forme, l'affection se montre simultanément sur plusieurs points de l'appareil pharyngo-laryngé, on peut alors assister à l'éclosion d'un véritable semis de fines granulations tuberculeuses qui envahissent en même temps ou en quelques jours les cordes vocales, les bandes ventriculaires, les éminences aryténoïdes, l'épiglotte, le voile du palais et même quelques points des piliers. Cette forme de la maladie et d'un pronostic très grave, on voit en effet presqu'aussitôt survenir des lésions pulmonaires qui évoluent avec la rapidité de la phthisie galopante.

Dans la seconde forme l'affection est plus discrète, elle n'atteint d'abord que les cordes vocales, et suit alors plus ou moins lentement les différentes phases des trois périodes de la phthisie laryngée, que nous avons étudiées dans tous ses détails, et cette évolution est plus ou moins avancée par l'apparition plus ou moins prompte des signes de tuberculisation pulmonaire.

Lorsque la phthisie laryngée est secondaire, elle peut survenir en coïncidence, soit avec des lésions pulmonaires du premier ou du second degré, soit avec des lésions pulmonaires du troisième degré. Dans le premier cas, la marche de la maladie est généralement beaucoup plus lente et le traitement beaucoup plus efficace.

Dans le second cas, et surtout lorsqu'il existe dans les sommets des cavernes assez nombreuses ou assez vastes, la phthisie laryngée se met rapidement de niveau avec les lésions pulmonaires, et, les deux premières périodes franchies, la période nécrosique survient avec tout son cortège d'accidents graves. Il semble alors que les deux affections se stimulent réciproquement; et, dans ces cas, loin d'avoir pu remarquer l'espèce de mouvement de bascule que plusieurs auteurs ont admis, j'ai toujours remarqué au contraire que toute aggravation dans l'état de l'une des deux localisations semblait être un stimulant pour l'autre et rendait ainsi la terminaison fatale beaucoup plus rapide; et que, par contre, toute amélioration apportée à l'une de ces deux affections amenait souvent une rémission presqu'aussi sensible pour l'autre. Sans entrer dans le détail des observations qui ont motivé cette manière de voir, je puis vous citer l'exemple des vomissements occasionnés par les ulcérations de l'épiglotte : lorsque sous l'influence des applications topiques locales, on guérit ces ulcérations, les vomissements cessent et rendent possible l'alimentation du malade qui se trouvait entravée par la présence de ces ulcérations : et comme conséquence immédiate l'état général du malade devient meilleur, ou tout au moins se détériore moins rapidement.

DIAGNOSTIC DIFFÉRENTIEL.

Le diagnostic de la phthisie laryngée qui est toujours facile à une période un peu avancée de la maladie, peut présenter au début d'assez grandes difficultés et surtout lorsque l'on se trouve en présence d'une phthisie laryngée à forme primitive. Il est important de se rappeler que le début de l'affection a toujours lieu par les cordes vocales et même sur un point limité de ces cordes, à la région qui avoisine le bord libre ; les points malades sont toujours localisés, et l'affection a dès le début plus de tendance à s'étendre en profondeur qu'en surface. En même temps ou peu après l'apparition de ces manifestations sur les cordes vocales, on voit survenir l'aspect velvétique de la commissure postérieure, cet aspect velvétique a un grain très fin, il est d'une coloration blanchâtre et ne s'accompagne le plus souvent que d'un œdème très peu marqué des éminences aryténoïdes.

A l'inspection de ces symptômes locaux il ne faut jamais négliger de joindre l'examen de l'état général du malade ; constater s'il y a perte des forces, perte de poids, fatigue, transpirations fréquentes et localisées. Enfin, il ne faut pas oublier cette décoloration et cet aspect terreux de la muqueuse de la voûte palatine, car ce symptôme est souvent très prononcé dès le début de l'affection.

A la période nécrosique, il serait souvent difficile de faire le dia... nostic différentiel avec la laryngite syphilitique, par le simple examen du larynx, mais alors la présence des cavernes aux sommets des poumons vient lever toute incertitude à cet égard.

Je tiens à ajouter que l'on rencontre souvent chez le même malade le cumul des deux affections syphilitiques et tuberculeuses, et j'ai même remarqué, d'après un assez grand nombre d'observations, que presque tous les phthisiques chez lesquels on voit survenir des accidents très graves du larynx avaient été antérieurement atteints de syphilis : ne serait-ce là qu'une simple coïncidence de ma statistique personnelle ; je crois plutôt que le cumul sur le même individu de ces deux états morbides qui, l'un et l autre sont souvent caractérisés par des manifestations laryngées, amène presque fatalement des lésions plus précoces et plus graves du larynx, par le fait même de l'existence d'anciennes lésions syphilitiques qui constituent alors un appel pour la localisation laryngée de la tuberculose.

Tuberculose miliaire pharyngo laryngée.

En étudiant l'évolution de la phthisie laryngée, nous avons parlé d'une forme primitive qui est caractérisée par l'apparition rapide et simultanée de nombreuses granulations sur les différents points du larynx et même du pharynx. Dans certains cas, ces granulations tuberculeuses au lieu de débuter par le larynx se montrent d'abord sur le voile du palais et les piliers, et impriment alors à la maladie une physionomie assez spéciale pour nécessiter de notre part une description particulière.

Au début, les malades éprouvent une douleur, un sentiment de cuisson dans la gorge et de la difficulté pour avaler. L'examen du pharynx fait alors constater un semis très abondant de granulations grises demi-transparentes, du volume des œufs de poisson, qui envahissent rapidement le voile du palais, la luette et les piliers et même les amygdales, et peu à peu ces granulations deviennent plus volumineuses et s'ulcèrent.

Au toucher on peut sentir un empâtement général de toute cette région et le relief de ces granulations qui sont très dures peut être facilement constaté. En même temps la douleur et la dysphagie augmentent et le travail ulcératif, limité d'abord aux couches superficielles envahit peu à peu les parties plus profondes.

L'épiglotte et le larynx ne sont envahis par les granulations qu'à une période assez avancée de la maladie et lorsque déjà le travail ulcératif est très accentué au pharynx. Cependant la mort survient ordinairement avant que de grands délabrements aient pu se produire, mais alors cette terminaison fatale est le fait non pas des accidents laryngés graves, elle est causée par les progrès de l'infiltration pulmonaire avec les différents symptômes de la phthisie galopante.

Dans que'ques cas, cette affection présente un peu moins de rapidité dans sa marche mais elle n'en conserve pas moins une marche toute particulière et des accidents de dysphagie qui ont fait dire à juste raison à notre maître Isambert que c'est la forme maligne de la tuberculose de la gorge.

Traitement de la phthisie laryngée.

Le traitement doit être en même temps local et général. L'observation d'un grand nombre de malades nous a démontré que pendant les deux premières périodes de l'affection, le traitement peut être très efficace et arriver, lorsqu'il est continué avec persévérance, à donner non pas une guérison absolue mais au moins une amélioration très grande. Seules, les lésions de la troisième période sont très peu influencées par la médication, mais les applications locales présentent cependant l'avantage, même dans ces cas, de soulager souvent le malade et de retarder la manifestation d'accidents plus graves.

Tout l'arsenal thérapeutique a été essayé contre la phthisie, aussi n'ai-je pas l'intention de vous faire l'énumération des différents traitements préconisés. Comme traitement général, j'ai, dans le plus grand nombre des cas, recours aux préparations créosotées, Les résultats consignés dans le mémoire des D" Bouchard et Gimbert, ceux publiés dans les thèses de mes élèves, et chefs de clinique Hugues et Pelan ainsi que le travail que j'ai publié en 1878 dans la *Gazette des Hôpitaux*, ont démontré les heureux résultats de cette médication que je fais prendre soit sous forme de :

Capsules d'huile de morue contenant 5 centigrammes de créosote pure par capsule,

Ou d'huile de faîne créosotée contenant de 25 à 50 centigrammes de créosote par cuillerée à bouche,

Ou encore d'élixir créosoté ainsi formulé :

Créosote pure...............	13 gr. 50
Alcool de Montpellier.......	260 gr.
Sirop d'écorces d'oranges...	200 gr.
Eau pour compléter un litre.	

A prendre par cuillerée à bouche dans un verre d'eau sucrée ou de tisane à la dose de deux à quatre cuillerées par jour.

Chaque cuillerée contient 20 centigrammes de créosote pure.

La dose de créosote que je fais ainsi prendre chaque jour aux malades dans ces différentes préparations varie suivant les cas de 40 centigrammes à 1 gramme 50. Mais il est deux conditions essentielles lorsque l'on administre la créosote : d'abord de n'employer que de la créosote bien pure et exempt d'acide phénique ce qui, malheureusement est très-difficile à obtenir dans la droguerie ; et en second lieu à n'avoir recours qu'à des préparations dans lesquelles la créosote soit parfaitement dissoute.

J'ai remarqué que les préparations créosotés donnaient surtout de bons résultats dans les formes torpides de la phthisie et particulièrement chez les individus de constitution scrofuleuse ; chez les sujets nerveux au contraire et dans les formes rapides de la maladie, cette médication n'est pas toujours aussi bien supportée et ne donne pas de résultats aussi favorables.

Dans beaucoup de cas j'ai recours en même temps à l'arseniate de soude à la dose de 6 à 10 milligrammes par jour ou à une préparation de lactophospate de chaux, et j'ai soin d'y ajouter les potions calmantes et autres préparations usitées en pareil cas mais dans le détail desquelles je ne crois pas utile d'entrer, car leur étude m'éloignerait de mon sujet particulier de la phthisie laryngée.

Traitement local. Au début de la phthisie laryngée et surtout lorsque j'ai affaire à un état inflammatoire de la commissure postérieure, je me sers d'une solution morphinée :

Hydrochlorate de morphine....   1 gr.
Glycérine.......................   20 gr.

En applications locales sur le larynx tous les jours ou au moins tous les deux jours.

En même temps je pratique deux fois par semaine des cautérisations laryngées avec le mélange suivant :

Créosote pure...................... 1 gr.
Alcool............................ 25 gr.
Glycérine......................... 75 gr.

A cette première période il est quelquefois préférable de ne pas pratiquer de cautérisation avec la glycérine créosotée mais d'avoir recours au chlorure de zinc ainsi formulé :

Chlorure de zinc .... 0 gr. 50
Eau distillée................. 10 gr.
Glycérine..................... 40 gr.

En applications laryngées tous les jours ou au moins tous les deux jours.

Ces dernières cautérisations sont surtout indiquées dans les cas où le laryngoscope fait voir sur l'appareil vocal un état inflammatoire assez généralisé avec léger gonflement des éminences aryténoïdes.

Pendant toute la seconde période et le commencement de la troisième j'ai recours aux mêmes applications mais en forçant progressivement la dose de la créosote jusqu'à la formule suivante :

Créosote pure................. 1 gr.
Alcool........................ 20 gr.
Glycérine..................... 30 gr.

Sous l'influence de ces applications locales, il se produit une première modification qui a une importance thérapeutique considérable : après deux ou trois cautérisations avec la glycérine créosotée vous voyez l'aspect général du larynx se modifier ; le larynx n'est plus en effet en partie baigné dans le pus, comme il l'était avant ces catérisations, et la suppuration semble arrêtée ou du moins diminuée, ce qui prouve déjà un temps d'arrêt immédiat dans la marche progressive de la maladie.

En continuant ces cautérisations, au bout d'un temps plus ou moins long selon la période plus ou moins avancée de la maladie, on voit se produire les modifications suivantes :

Les bourgeons charnus qui constituent l'aspect serratique des cordes vocales s'affaissent peu à peu et diminuent de volume, la partie profonde des ulcérations est moins rouge, moins enflammée et se recouvre à son tour de bourgeons charnus. En raison de ces phénomènes en sens contraire les dentelures des cordes vocales deviennent moins apparentes, et peu à peu les cordes vocales de moins en moins échancrées tendant à reprendre leur forme rectiligne, mais cependant le plus ordinairement elles ne reprennent jamais leur forme primitive et on voit persister un renflement de leur partie moyenne qui leur donne l'aspect de rideaux à demi relevés, mais sans apporter d'obstacle à l'émission de la voix pour les besoins ordinaires de la conversation.

A la période tertiaire, en plus du traitement local

par la glycérine créosotée au cinquantième, on est souvent obligé, lorsqu'il y a œdème, d'avoir recours à des cautérisations avec une solution d'acide chromique au douzième ou au dizième ; et en même temps,. surtout lorsqu'il y a dysphagie, on fait des app'ica tions locales de glycérine morphinée au vingtième.

Dans quelques cas de dysphagie avec ulcération très-limitée de l'épiglotte, j'ai eu recours à des applications de collodion morphiné qui, en formant un vernis protecteur à l'ulcération, a pu faciliter aux malades le passage des aliments sur cette surface ulcérée, mais ce procédé opératoire n'a que des applications fort limitées et ne peut servir que dans des cas tout à fait exceptionnels.

Pour compléter l'action de ces différentes cautérisations, je fais également usage des pulvérisations chaudes pratiquées une ou deux fois par jour. Au début et surtout lorsqu'il y a toux spasmodique j'emploie une pulvérisation calmante ainsi formulée :

> Bromure de potassium.....   10 gr.
> Hydrochlorate de morphine.   0 gr. 20
> Eau........................   100 gr.

Une cuillerée à bouche par pulvérisation.

Souvent j'ajoute à la formule précédente un peu d'arseniate de soude qui se trouve ainsi directement absorbé par les muqueuses et agit d'une manière beaucoup plus efficace sur la sécrétion des bronches :

Pulvérisation.

Arséniate de soude	0 gr. 20
Hydrochlorate de morphine.	0 gr. 20
Glycérine	50 gr.
Eau	100 gr.

Une cuillerée à bouche par pulvérisation.

Lorsque j'ai besoin d'activer l'action des cautérisations à la créosote, je fais faire en même temps des pulvérations créosotées, mais alors il est préférable de n'employer que des solutions assez faibles pour ne pas produire de cuisson sur les lèvres et la partie antérieure de la langue qui sont frappées directement par le liquide pulvórisé ; voici la formule que j'emploie le plus ordinairement :

Créosote pure.................	1 gr.
Alcool........................	25 gr.
Eau	125 gr.

Une cuillerée à bouche par pulvérisation.

Lorsque les eaux minérales sont indiquées, il est bon, en même temps que l'on en fait prendre à l'intérieur d'en faire employer en pulvérisations soit avec les eaux sulfureuses d'Enghien, soit avec les eaux des Pyrénées ; les Eaux-Bonnes ou Luchon ; soit enfin avec les eaux d'Auvergne, le Mont Dore ou la Bourboule. S'il y a tendance aux hémoptysies, il est très important d'éviter les pulvérisations d'eaux sulfureuses ou du moins de ne les employer qu'avec une extrême réserve.

Enfin, si par une complication d'œdème des éminences aryténoïdes et de l'épiglotte ou d'abcès assez volumineux, il se produit des phénomènes d'asphyxie, on peut être forcé de pratiquer la trachéotomie, mais ce n'est là qu'un palliatif qui ne peut prolonger que pour peu de temps la vie du malade. Cette opération ne présente d'avantages bien réels que dans les cas où les phénomènes graves surviennent avant que les lésions pulmonaires ne soient encore très avancées.

VIII

ANGINE ARTHRITIQUE

Dans l'étude de l'angine arthritique, nous pouvons considérer deux variétés ou formes distinctes : la forme aiguë et la forme chronique.

1° Angine arthritique à forme aiguë.

De même que pendant l'évolution du rhumatisme articulaire aigu nous voyons des poussées fluxionnaires du côté du péricarde ou de l'endocarde, du côté des plèvres des meninges ou bien encore des éruptions cutanées, il était naturel de rechercher des manifestations analogues du coté de la muqueuse pharyngo-laryngée. Mais ce qui a pendant longtemps fait négliger cette étude, c'est que le plus ordinairement cette angine se montre dès le début de la maladie et que même dans un certain nombre de cas elle en constitue la première manifestation alors que l'attention du médecin n'est pas encore fixée sur la nature des accidents ultérieurs.

Le malade est pris d'un malaise accompagné d'une fièvre assez intense, il se plaint de ce que les mouvements du voile du palais sont douloureux. A l'inspection on constate une rougeur diffuse avec œdème assez prononcé de la luette ; peu à peu cette rougeur s'étend aux piliers et aux amygdales. Un examen superficiel pourrait faire croire à un érysipèle, mais une observation plus attentive fait reconnaître que dans le cas d'angine arthritique la rougeur est moins nettement limitée, qu'elle est plus diffuse et n'a pas ce rebord caractéristique qui limite brusquement l'érysipèle ; de plus, les ganglions sous-maxillaires sont très rarement engorgés, et le début n'est pas accompagné du violent frisson ni des troubles gastriques qui signalent l'invasion de l'érysipèle.

Cette angine a une durée moyenne de six à huit jours, et ce n'est, le plus souvent, qu'à la fin de son évolution que se montrent les premières manifestations du rhumatisme articulaire. Dans son traité des angines, le professeur Lasègue cite plusieurs observations de malades chez lesquels la fluxion articulaire ne s'est montrée qu'après la disparition de l'angine.

Dans certains cas, l'affection ne reste pas limitée au pharynx et elle se propage d'un côté au nez, où elle détermine un coryza sec ou un gonflement de l'orifice de la trompe d'Eustache qui occasionne des bourdonnements et des douleurs d'oreilles ; d'un autre côté, la pharyngite arthritique aiguë peut également se propager au larynx ; on peut alors constater de la raucité de la voix, un peu de toux, et l'examen laryngoscopique fait apercevoir un peu de rougeur de tout l'appareil laryngé, mais cette rougeur est beaucoup moins accentuée et beaucoup moins vive que sur le pharynx.

Il est une autre manifestation rhumatismale qui peut également se présenter au larynx, c'est le rhumatisme de l'une des articulations du larynx. Cette affection est très rare, un médecin militaire, le docteur Liberman, en a publié une observation assez détaillée dans laquelle les deux articulations crico-aryténoïdiennes ont été prises successivement. L'examen laryngoscopique a fait constater la rougeur, le gonflement et l'immobilité de l'articulation ; cette immobilité de l'articulation empêchait les mouvements de la corde vocale correspondante qui restait presque immobile dans le demi-écartement, et comme conséquence le malade éprouvait un peu de raucité de la voix et de disphonie.

Les caractères spéciaux qui donnent à l'angine arthritique aiguë sa physionomie caractéristique, et permettent de poser un diagnostic précis même en l'absence de localisation articulaire, sont les suivants :

Envahissement rapide de la maladie, gonflement œdémateux considérable ; la rougeur n'est pas nettement limitée comme dans l'érysipèle, mais elle diminue progressivement et s'éteint en décroissant graduellement du centre à la circonférence. C'est surtout par le toucher que l'on peut percevoir facilement l'œdème qui est une des caractéristiques de l'angine arthritique aiguë. La pression du doigt fait disparaître la rougeur pendant quelques instants.

Cette rougeur œdémateuse se déplace très facilement d'un côté à l'autre, et sa disparition d'un point se fait brusquement sans laisser de trace, de même que l'invasion d'un autre point se fait avec une égale rapidité. Quelquefois la rougeur peut se propager aux amygdales, mais ce n'est jamais par les amygdales qu'elle débute; ce fait est important, car il peut, dans certains cas, suffire pour assurer le diagnostic.

L'angine arthritique aiguë ne survient jamais pendant la période d'évolution d'un rhumatisme, mais se présente au contraire comme signe prodromique et avant toute manifestation articulaire. Il est donc important de bien préciser son diagnostic différentiel, car sa constatation permet d'affirmer dans un délai de deux à quatre semaines l'évolution d'un rhumatisme articulaire.

TRAITEMENT.

Le traitement doit être en même temps local et général. Localement, il est important de s'abstenir des topiques astringents et des caustiques même très diluées: les émollients, les gargarismes et les collutoires mucilagineux sont d'un très bon usage et

procurent du soulagement aux malades. Dans les cas
très douloureux il est bon d'avoir recours à un collutoire avec de la morphine :

Glycérine...................... 40 grammes.
Hydrochlorate de morphine..... 1   »

Ou encore à un gargarisme avec de l'eau de guimauve assez épaisse mêlée avec une cuillerée à des-
sert du collutoire précédent.

Les applications calmantes ou astringentes sur le
devant du cou n'amènent aucune amélioration.

Traitement général. — Il consistera au début en
laxatifs ou purgatifs légers ; en boissons émollientes
assez abondantes, nourriture liquide ou demi-so-
lide.

Lorsque l'on est certain du diagnostic d'angine
arthritique, il ne faut pas hésiter à avoir recours dès
le début à des doses assez fortes de salycilate de
soude de deux à 3 grammes par jour. Par cette médication, si l'on arrête par l'évolution de la maladie,
on peut du moins, dans le plus grand nombre des
cas, diminuer les souffrances des malades et espérer
voir les manifestations articulaires ultérieures acquérir également une moindre intensité.

Le traitement par le sulfate de quinine a été employé dans plusieurs cas, mais le professeur Lasègue n'en a obtenu aucun résultat favorable.

2me forme. — *Angine arthritique chronique.*

Les études sur l'angine arthritique chronique ne sont pas encore assez nombreuses, et surtout n'ont pas été suivies pendant une période assez longue, pour qu'il soit possible d'en faire une description méthodique comprenant les symptômes de début et l'évolution progressive des différentes lésions constatées.

Ce progrès ne pourra être réalisé qu'après avoir pu suivre la marche de cette affection sur un grand nombre de malades ; et comme cette évolution est très lente, l'étude de cette variété d'angine peut exiger un temps encore assez long avant d'être complète.

D'après un certain nombre de cas observés jusqu'à ce jour, il nous sera cependant possible de faire l'énumération des symptômes principaux qui sont la caractéristique de l'angine arthritique chronique ; l'ensemble de ces symptômes nous permettra alors d'en poser le diagnostic d'une façon précise.

Signes locaux. — Sur le pharynx on peut constater une rougeur carminée de la muqueuse avec reflets opalins sur certains points. Sur ce fond se détachent un grand nombre de glandules peu volumineuses, d'une teinte carminée très vive et entourées d'un réseau vasculaire assez fin de couleur vive et présentant d'une manière très prononcée cet aspect flexueux et serpentiné particulier aux varices des autres régions. Chez les malades qui fument ou qui sont exposés à de fréquentes irritations de la gorge on peut constater de plus, sur les parties latérales des glandes beaucoup plus volumineuses mais qui ne présentent pas cependant l'aspect et a teinte violacée des glandes de l'angine scrofuleuse.

Du côté du larynx, nous trouvons sur les cordes vocales une rougeur assez localisée et formée de petites stries transversales dont le siége le plus ordinaire est dans le voisinage des commissures antérieures et postérieures des cordes vocales. A l'endroit de ces rougeurs, avec un bon éclairage et un peu d'attention on peut constater un peu de dépoli de la corde vocale, son aspect nacré a disparu et l épithélium est enlevé. De plus les cordes vocales sont légèrement épaissies, et à l'examen laryngoscopique au lieu de se présenter sous la forme de deux bandes plates, elles paraissent arrondies, cette augmentation de volume n'est pas seulement limitée aux points sur lesquels on constate des plaques rouges, mais parait s'étendre plus ou moins à toute la longueur des cordes vocales.

La face postérieure de l'épiglotte, qui à l'état normal présente toujours une coloration un peu plus accusée que les autres parties du larynx, prend une teinte beaucoup plus vive et devient inégale, ce qui lui donne un aspect chagriné. Sous l'influence de la lumière d'élairage qui tombe très obliquement sur cette face à aspect chagriné, on voit d'une manière très prononcée ces oppositions de parties d'un rouge carminé très foncé à côté d'autres parties plus claires qui présentent un reflet opalin.

A la commissure postérieure nous trouvons un aspect particulier qui ne se rencontre que dans une seule autre maladie la phthisie laryngée ; ce symptôme est l'aspect velvétique.

En étudiant cet aspect velvétique au chapitre de la phthisie laryngée nous avons admis qu'il pouvait être dû à trois causes différentes :

1° L'hypertrophie des glandes ;

2° Les granulations tuberculeuses ;

3° L'hypertrophie des papilles de la muqueuse.

Nous avons reconnu que si les deux premiers modes de formation de l'aspect velvétique étaient spéciaux à la phthisie laryngée, le dernier est caractéristique de l'angine arthritique. Mais en raison même de son mode différent de formation les caractères de cet aspect velvétique varient suivant les cas et peuvent servir d'élément de diagnostic différentiel.

L'aspect velvétique de la phthisie laryngée est plus gros, il présente souvent l'aspect de petites verrues légèrement pédiculées. L'aspect velvétique de l'angine arthritique est au contraire plus f.... et il se présente sous forme de petites élevures minces au sommet et à base plus large ; souvent cet aspect se présente sur toute la longueur de la commissure postérieure et dans quelques cas il est plus prononcé au voisinage des parties postérieures des cordes vocales.

Lorsque l'on fait ouvrir la bouche d'un arthritique pour faire l'examen de son pharynx, on peut constater un aspect particulier d'un organe voisin : la langue, et ce symptôme peut guider le médecin dans la recherche du diagnostic, ou ajouter à la précision de ce diagnostic s'il est déjà formulé. Cet état de la langue, tout en n'étant pas une règle aussi absolue que mon maître Isambert l'a voulu établir, n'en est pas moins cependant un symptôme très fréquent et très ordinaire de l'angine arthritique.

Sans entrer dans des détails bien circonstanciés des différentes formes de lésions constatées sur la langue, et dont l'étude a motivé la description des variétés de pytiriasis, d'eczema et de psoriasis de la langue, lésions qui ont été étudiées par Bazin, et qui font le sujet de la très intéressante thèse inaugurale du docteur Debove ; je puis résumer, en disant que les symptômes les plus caractéristiques sont un aspect gazonneux de la langue, avec coloration café au lait ou jaune ocreux ; cet aspect résulte de l'élongation des papilles ; de plus, il y a quelquefois un fendillement des bords et de la partie moyenne de la langue, et sur certains points le gazon semble coupé, il y a desquammation epithéliale, et la langue prend l'aspect de cartes de géopraphie teintées de différentes couleurs. On peut en même temps constater sur différents points de la langue l'existence de végétations papillaires volumineuses qui ressemblent aux papilles caliciformes du V lingual.

Du côté du nez on constate un coryza chronique avec rougeur vive et sécheresse, de la muqueuse ; ce coryza est surtout localisé à la partie postérieure des fosses nasales et les malades éprouvent souvent la sensation d'un corps étranger derrière la luette, cette sensation est surtout très marquée après l'impression d'un air froid et humide, ou sous l'influence d'un changement de l'état atmosphérique. Les malades qui sont atteints de cette variété de coryza chronique sont sujets à de fréquentes atteintes d'état subaigu, dont le début se manifeste par des éternuements très fréquents qui peuvent durer une demi-heure ou même davantage et qui sont suivis d'une sécrétion très abondante et de nature séreuse. Ce coryza, limité à la partie postérieure des fosses nasales et accompagné de l'inflammation de la partie nasale du pharynx, est presque spécial à l'angine arthritique, et la constatation de ce symptôme a une grande valeur au point de vue du diagnostic.

Comme complication de l'angine arthritique, il survient souvent une parésie légère des cordes vocales sans lésion locale ; ce symptôme est dû à une espèce de douleur rhumatismale des muscles vocaux, douleur qui gêne le fonctionnement de ces muscles et qui peut, comme toutes les affections rhumathismales en général, survenir soit sous l'influence d'une fatigue de la voix, soit sous l'influence d'un changement dans l'état athmosphérique.

Diagnostic. — De l'étude de la symptomatologie de l'angine arthritique, il ressort ce fait important que parmi tous ces symptômes aucun n'a une caractéristique assez spéciale pour permettre d'affirmer le diagnostic d'une façon positive ; ce n'est donc que par un examen d'ensemble des différentes lésions que l'on arrive à préciser ce diagnostic. L'étude attentive d'un grand nombre d'angines arthritiques permet cependant d'y reconnaître un certain groupe de caractères spéciaux.

De toutes les angines diathésiques, l'angine arthritique est de beaucoup celle qui a la plus grande tendance à la généralisation sur les différentes parties de l'appareil vocal. Le plus souvent, en même temps que des lésions pharyngées, on en rencontre également sur le larynx ; et sur ces deux points les lésions sont de même nature, elles sont toujours accompagnées d'un gonflement assez considérable et d'une tendance à l'hypérémie. Ces lésions, toujours superficielles, présentent une intensité et une localisation très marquées sur le système glandulaire.

De plus, l'hyperemie qui l'accompagne présente une très grande mobilité, et, sous l'influence des causes souvent légères, d'une fatigue de la voix ou d'une impression du froid, cette hypérémie se modifie et se déplace avec une très grande rapidité. L'existence fréquente d'un coryza de la partie postérieure des fosses nasales est très importante à constater et presque spéciale à l'angine arthritique.

Le diagnostic différentiel présente donc dans nombre de cas des difficultés assez grandes, aussi est-il important de ne pas négliger l'examen des antécédents tant héréditaires que personnels, ainsi que l'état général du malade. Les migraines fréquentes, la gravelle urique, les éruptions d'acné, les hémorrhoïdes et surtout les manifestations rhumatismales et articulaires deviendront alors de sérieux éléments de diagnostic dans les cas difficiles et viendront ajouter à la précision du diagnostic formulé d'après l'examen de l'appareil vocal.

Marche. Durée. — Ainsi que je vous le disais en commençant cette description de l'angine arthritique, cette variété d'angine n'a pas encore été étudiée d'une façon assez suivie et assez prolongée, pour qu'il soit possible d'en décrire les différentes phases d'une manière absolue ; il ne nous est donc pas possible, comme nous l'avons fait pour

les autres angines diathésiques, de décrire les différentes périodes de la maladie.

Si nous suivons la symptômatologie du même malade pendant une période assez longue, nous voyons les mêmes lésions persister pendant un très long temps, ce qui nous prouve déjà que la marche de cette maladie est très lente ; et cependant l'état n'est pas resté le même pendant toute cette période, le malade nous a présenté de fréquentes manifestations de recrudescence avec état subaigu, mais ces recrudescences n'ont qu'une durée éphémère, et c'est à peine si après chacune de ces attaques, on peut apercevoir une modification légère dans l'état des lésions chroniques constatées auparavant : tout au plus l'apparition de quelques petites glandes nouvelles ou bien une hypérémie très légèrement augmentée sont les seules traces ultérieures de cette recrudescence. Il ressort cependant de ce fait un symptôme caractéristique de cette affection, c'est que la marche de l'angine arthritique n'a pas lieu d'une façon continue, mais par poussées successives.

Traitement. — Longtemps connue ou plutôt méconnue sous le nom d'angine glanduleuse ou d'angine herpétique, cette affection a été traitée localement par les applications topiques de presque tous les caustiques usités dans la thérapeutique laryngée, et presque toutes ces applications ont réussi avec un égal succès lorsqu'elles étaient dirigées contre une poussée subaiguë, et ont été employées avec un égal insuccès lorsqu'il s'agissait de modifier l'état chronique. Je ne prétends pas pour cela que l'on doive s'abstenir de toute thérapeutique contre cet état chronique ; mais je puis affirmer qu'une médication locale seule ne peut qu'être un palliatif momentané, et qu'il faut nécessairement s'adresser en même temps à l'état général du malade et chercher à modifier cet état par l'usage des agents thérapeutiques et hygiéniques généraux.

La diathèse arthritique est dans son essence une combustion incomplète de certains principes de l'organisme, et selon que ce défaut d'élaboration se produit principalement sur tel principe, plus tôt que sur tel autre ou dans tel point particulier de l'organisme, vous voyez survenir : soit de la gravelle, soit du rhumatisme ou de la goutte, soit encore de l'angine arthritique ou de l'asthme ; mais dans tous les cas, et ce symptôme est très prononcé surtout lorsque la manifestation a lieu du côté des muqueuses, il est certain qu'il y a une insuffisance du fonctionnement normal de la peau. Je n'entends pas dire par là qu'il y a une diminution des sécrétions de la peau, mais les sueurs ne présentent plus alors les mêmes propriétés chimiques qu'à l'état normal.

L'étude de ce sujet m'entraînerait hors de l'objet spécial de ce manuel, et il est du reste du ressort de la pathogie générale ; ces différentes questions ont été traitées avec la plus grande compétence par mon ami le professeur Bouchard, dans son cours de pathologie générale à la Faculté de médecine, et je ne puis mieux faire si vous voulez les étudier et les approfondir que de vous renvoyer à son ouvrage qui doit paraître dans quelques mois et qui résumera les brillantes leçons qu'il a professées sur ce sujet.

Qu'il me suffise, au point de vue thérapeutique, de tirer les conclusions suivantes :

En même temps que le traitement interne et les cautérisations locales, il sera toujours nécessaire d'instituer un traitement par les sudations sèches, simples ou mieux avec les vapeurs de *pin Mugho*. Ces bains seront suivis d'un massage général et d'un exercice régulier qui, par l'entraînement amène le malade à faire chaque jour deux heures de gymnastique et de marche. Les bains sulfureux et les bains alcalins donnés en même temps, seront souvent très utiles pour stimuler davantage les fonctions de la peau.

Les applications topiques locales, employées simultanément, auront alors les plus grandes chances de succès, et selon les cas vous aurez recours.

Soit au collutoire, au chlorure de zinc ainsi formulé :

Chlorure de zinc.......... 0 gr. 50.
Glycérine...................... 15 gr.
Eau distillée............... 10 gr.

Lorsque vous avez affaire à l'une de ces périodes si fréquentes de recrudescence avec état subaigu.

Soit au collutoire iodé :

Iode métallique.....	0 gr. 20 à 0 gr. 40.
Iodure de potassium.	0 gr. 60.
Glycérine...........	10 gr.
Eau................	10 gr.

Lorsqu'il y a prédominance de l'hypertrophie des glandes et que le pharynx présente cet état spécial que l'on a nommé angine glanduleuse.

Soit enfin avec de l'acide chromique au trentième ou même au vingtième si l'on constate de la pharyngite sèche.

Sous l'influence de ce double traitement hygiénique et local, les lésions de l'angine arthritique, quoique modifiées très lentement, finiront cependant par diminuer peu à peu surtout si l on a soin de faire prendre en même temps à l'intérieur des alcalins ou même dans certains cas des arsenicaux et le plus ordinairement des préparations Balsamiques. Parmi ces dernières, celles qui m'ont donné les résultats les plus favorables sont les différentes préparations de *pin Mugho* que je fais prendre en solution éthérée dans des capsules, ou sous forme de sirop et d'alcoolature. Lorsque je fais faire des pulvérisations, c'est à l'alcoolature de pin Mugho que j'ai le plus souvent recours à la dose de 15 à 25 gouttes pour une pulvérisation.

L'ensemble de ce traitement vous paraîtra peut-être un peu trop compliqué, mais toutes les parties en sont cependant également indispensables, et l'on ne peut le plus ordinairement espérer obtenir de succès durable qu'à la condition d'en suivre bien exactement les différents points. L'arthritisme est l'affection diathésique par excellence, qui se transmet de génération en génération sous les formes les plus variées ; il ne faut donc pas s'attendre à pouvoir en modifier les manifestations les plus bénignes en apparence, sans chercher à modifier d'abord l'état général du malade.

IX

NÉVROSES DU LARYNX

Pour l'étude de ces affections nous admettrons la classification suivante :

1° *Névroses de la sensibilité*, qui se subdivisent elles-mêmes en deux groupes : l'hyperesthesie et l'anesthesie.

2° *Névroses du mouvement*, qui se subdivisent également en deux groupes : les paralysies et les spasmes ou contractures.

Si, nous plaçant au point de vue étiologique, nous examinons ces deux variétés de névroses, nous pouvons voir que l'une et l'autre peuvent être la conséquence, soit d'une lésion nerveuse ayant son siège dans l'appareil vocal lui-même, soit d'une affection nerveuse ayant son siège au cerveau ou sur le trajet extra-laryngé des nerfs. Dans le premier cas la névrose sera nommée intra-laryngée et dans le second cas elle sera dite nevrose extra-laryngée.

1° *Névroses de la sensibilité.*

La distinction des névroses de la sensibilité reflexe et de celles de la sensibilité générale a été discutée avec une grande subtilité par différents auteurs, mais je crois que l'on a beaucoup exagéré l'importance de cette question. Si nous examinons en effet la sensibilité du larynx à l'état physiologique, nous voyons que certains points ont une sensibilité reflexe beaucoup plus considérable soit pour la toux, soit pour le vomissement, il sera donc inévitable que lorsque l'un quelconque de ces points sera malade ces symptômes reflexes soient beaucoup plus accusés; il en sera de même lorsque l'on touchera l'un de ces points avec un caustique quelconque, mais je crois que l'effet produit sera le même que l'on fasse usage d'un caustique solide ou d'un caustique liquide, pourvu qu'ils aient le même degré d'énergie.

Plusieurs fois, dans la description des différentes maladies du larynx j'ai eu l'occasion de vous citer à cet égard la sensibilité toute spéciale de la commissure postérieure. En dehors de toute altération de la muqueuse, cette sensibilité est toujours aussi considérable, et l'expérience peut en être faite très facilement en touchant avec un porte caustique quelconque la commissure postérieure, le malade éprouve immédiatement un sentiment de suffocation.

De même qu'aux autres régions du corps, nous diviserons les névroses de la sensibilité en hyperesthésies et anesthésies.

Hypéresthésies de l'appareil vocal.

Au début de toutes les affections aiguës ou subaiguës du larynx nous pouvons constater une période pendant laquelle il existe un sentiment d'ardeur du larynx, une toux plus ou moins quinteuse et sèche. Ces phénomènes qui paraissent alors que l'examen laryngoscopique ne fait découvrir qu'une très légère congestion de la muqueuse tiennent à l'hypéresthésie des anses terminales des filets nerveux légèrement irritées ; l'inspiration d'un air plus froid ou d'un air chargé de poussières vient alors exciter cette sensibilité et occasionne une quinte de toux.

Au pharynx l'hypéresthésie est beaucoup plus facile à constater, et la présence de ce symptôme rend quelquefois impossible toute application du miroir laryngien. Beaucoup de malades éprouvent des nausées aussitôt que l'on leur touche le fond du pharynx, mais chez certains cette sensibilité est exagérée au point de ne pas permettre l'application du miroir même sans toucher la luette ou la face postérieure du pharynx ; les sujets chez lesquels on rencontre cette extrême susceptibilité sont ordinairement des dyspeptiques, et dans un assez grand nombre de cas cette dyspepsie est alors liée à l'arthritisme. Cette hypéresthésie peut également se rencontrer dans certaines formes d'affections nerveuses générales ou au début de quelques cas de compression des filets nerveux alors que cette compression est légère et ne fait encore qu'irriter la fibre nerveuse. Les sensations diverses de corps étrangers du larynx éprouvées par certaines femmes hystériques ne sont également que des phénomènes d'hyperesthésie localisée à un point de l'appareil vocal, et l'examen laryngoscopique ne fait découvrir aucune lésion matérielle à l'endroit indiqué par la malade.

Anesthésie de l'appareil vocal.

Certains malades présentent une tolérance toute particulière pour le contact des différents corps avec lesquels on leur pratique des attouchements soit du pharynx, soit du larynx, et cet état particulier est très fréquent dans certaines affections chroniques et surtout dans la phthisie laryngée. Mais il est une autre catégorie de malades chez lesquels on rencontre non seulement cette tolérance, mais encore une insensibilité absolue de certaines régions ou de la totalité de l'appareil vocal ; parmi ces derniers, ceux qui se présentent le plus souvent à notre examen sont les hystériques, mais chez ces hystériques ce symptôme n'est pas toujours constant, et on en voit varier la localisation d'un instant à l'autre et même dans certains cas les points qui la veille étaient anesthésiés peuvent être le lendemain au contraire

dans un état d'hyperesthésie qui empêche tout examen.

·Après la diphthérie, on rencontre également très
souvent des points anesthésiés, et j'ai cru remarquer
dans quelques cas localisés que cette anesthésie
correspondait assez exactement aux points recouverts antérieurement de fausses membranes sans
que cette règle puisse être donnée comme absolue.
Lorsque cette anesthésie s'étend au larynx, il faut
veiller attentivement à l'alimentation des malades
et ne leur permettre que des aliments demi-liquides
et en petites quantités à la fois ; je me souviens à ce
sujet d'un cas de mort survenu à Lariboisière chez
une malade atteinte d'anesthésie et de paralysie
diphthéritique et chez laquelle l'autopsie fit découvrir l'existence d'un morceau de viande gros comme
le pouce qui était venu s'enclaver dans le vestibule
du larynx, sur lequel il s'était moulé exactement et
avait ainsi déterminé l'asphyxie.

Névroses du mouvement.

Elles peuvent se présenter à notre observation
avec deux symptômes opposés : les paralysies et les
spasmes : mais en raison de l'antagonisme des muscles du larynx, ces phénomènes sont le plus souvent
très complexes ; ainsi on peut observer le symptôme
spasme de la glotte comme conséquence de deux

lésions différentes : soit par suite de la paralysie des muscles dilatateurs, soit par suite de la contracture des muscles constricteurs ; il sera donc important, avant de poser un diagnostic, d'analyser exactement tous les symptômes ; de faire fonctionner l'appareil vocal et d'apprécier ce qui peut être la conséquence du spasme et ce qui peut être la conséquence de la paralysie.

Avant d'aborder l'étude des lésions persistantes de paralysie ou de spasme, il ne sera pas sans intérêt de nous arrêter un instant à l'étude d'un état beaucoup moins prononcé et souvent transitoire, qui est très fréquent et que nous avons signalé à la suite de plusieurs angines; c'est *l'asynergie* des cordes vocales. Cette asynergie des cordes vocales est caractérisée surtout par une impossibilité des modulations du chant, avec légère altération dans le timbre de la voix. Ce symptôme qui a peu d'importance pour les besoins de la conversation ordinaire en acquiert une considérable pour les orateurs et surtout pour les chanteurs. Ce phénomène est dû, le plus souvent, à une incoordination des différents mouvements de la tension des cordes vocales, ce qui ôte à la voix chantée ses inflexions légères et enlève au chant la pureté des sons ; ce symptôme est un phénomène mixte qui est occasionné tant par un léger gonflement des cordes vocales que par une parésie ou paresse légère des mouvements de l'appareil vocal à laquelle vient se joindre le spasme de certains muscles.

Il est des chanteurs qui y sont prédisposés d'une façon toute spéciale, et chez eux la pureté de la voix est sujette à de très grandes variations ; tel morceau qu'ils chanteront très facilement un jour ne pourra être exécuté par eux quelques jours plus tard, et cela souvent sans qu'aucune maladie ou fatigue intercurrente ait pu expliquer cette légère altération du timbre de la voix. Le plus souvent cette asynergie vocale est due cependant à un léger état catarrhal subaigu ou chronique du larynx, état assez fréquent chez les arthritiques ; mais dans un assez grand nombre de cas elle est la conséquence soit d'un état général mauvais, soit de conditions hygiéniques anormales, soit d'une fatigue exagérée de la voix, ou, pour parler plus exactement, d'un mauvais entraînement de l'appareil vocal ; quelques explications ne seront pas je crois inutiles à propos de cette dernière cause : A part de très rares exceptions, la voix d'un chanteur a besoin d'être formée et d'être assouplie par des exercices méthodiques de solfège et de vocalise. Au moyen de ces études un professeur intelligent arrive à donner plus d'étendue à la voix de ses élèves en même temps qu'il en augmente la force et la portée ; mais l'appareil vocal est un organe excessivement délicat et qu'il est important de ne pas brusquer, il faut donc avoir soin dans le choix de ces études de suivre une pro-

gression croissante, de ne rien brusquer et surtout
de ne chercher à faire pratiquer les exercices sur
les notes élevées et sur les voyelles sourdes que
lorsque déjà le timbre de la voix de l'élève sera bien
assis dans les passages plus faciles des notes du
medium. Ces préceptes seront surtout importants
à observer lorsque, par suite de fatigues ou d'excès,
la constitution générale de l'élève laissera à désirer
dans son ensemble, et surtout lorsque l'on pourra
constater quelques symptômes d'anémie.

Je pourrais vous citer de nombreux exemples à
l'appui de cette thèse, mais je préfère m'en occuper
d'une façon toute spéciale lorsque je publierai une
monographie sur l'hygiène de la voix. Qu'il me suffise aujourd'hui de vous signaler les causes principales de cette asynergie vocale : d'abord, l'irritation
des anses nerveuses terminales par suite de la respiration de la fumée de tabac ou autres vapeurs
irritantes ; en second lieu, la tension incomplète des
cordes vocales par suite de diminution de l'influx
nerveux après des fatigues excessives ou une alimentation insuffisante, et en troisième lieu la
paresse des muscles vocaux et le défaut d'équilibre
de tension par l'impression du froid ou les changements de température chez les rhumatisants.

Paralysie des cordes vocales.

Au point de vue étiologique, les paralysies des
cordes vocales peuvent être intrinsèques ou extrin-

séques. Dans le premier cas elles sont quelquefois dúes à la compression ou à la maladie d'un ou plusieurs filets nerveux pendant leur trajet intralaryngien, mais c'est de beaucoup le cas le moins fréquent, et le plus souvent on peut reconnaitre que dans ces cas la paralysie est due soit à une lésion des articulations qui rendent le mouvement impossible, soit à une ulcération qui a détruit le tissu musculaire, soit le plus souvent à un œdème de certaines parties du larynx, œdème qui vient alors mécaniquement empêcher le rapprochement des cordes vocales qui restent alors le plus ordinairement dans un demi-écartement.

Lorsque la paralysie des cordes vocales est de cause extrinsèque, cette affection est le plus ordinairement unilatérale. Si la paralysie est due à la compression d'un nerf récurrent par un anévrysme de la concavité de la crosse ou par l'hypertrophie des ganglions tracheo-bronchiques, le rapprochement de la corde vocale atteinte de paralysie est entièrement aboli du côté malade, et lorsque l'on fait, pendant l'examen laryngoscopique, émettre des sons aux malades, on peut constater d'un côté les mouvements de la corde vocale non paralysée faisant contraste avec l'immobilité absolue de l'autre corde vocale ; c'est ce symptôme qu'Isambert avait à juste raison comparé à un danseur faisant des entrechats. Dans ces cas on peut remarquer que la corde vocale paralysée reste dans un demi-écartement, et pour que le malade puisse émettre un son, la corde vocale non paralysée est obligée de dépasser la ligne médiane et de venir se juxtaposer à l'autre ; mais même au moyen de cet artifice le malade ne peut émettre que des sons assez rauques parce qu'alors il y a inégalité de tension des deux cordes vocales. Quelquefois cette paralysie unilatérale peut être limitée soit aux muscles dilatateurs, soit aux constricteurs de la glotte, et alors dans le premier cas on constate un peu de gêne de la respiration, et dans le second cas il y a un peu d'aphonie.

Lorsque la paralysie existe des deux côtés, selon que les constricteurs et les dilatateurs sont plus ou moins malades, il peut se présenter trois cas :

Dans le premier cas, les muscles constricteurs sont seuls atteints, et alors le malade est complétement aphone, et à l'examen laryngoscopique on constate que les cordes vocales ne peuvent pas se rapprocher sous l'influence des efforts du malade pour émettre un son ; les muscles paralysés dans ces cas sont le crico-aryténoïdien latéral, le thyro-aryténoïdien, et le crico-thyroïdien. Lorsque le nerf laryngé inférieur ou récurrent est seul malade, il peut encore se produire un peu de tension des cordes vocales par l'action du muscle crico-thyroïdien qui continue à fonctionner. Lorsqu'un seul de ces muscles est paralysé, le malade peut souvent parler encore, mais les modulations de la voix sont impossibles, et c'est en faisant exécuter quelques vocalises aux malades que l'on peut, avec une grande habitude, arriver à diagnostiquer d'une façon plus précise quels sont les muscles plus ou moins atteints de paralysie.

Dans le second cas, les muscles dilatateurs sont seuls paralysés, et alors leur antagonisme faisant défaut aux muscles constricteurs, ces derniers se contractent avec force et il se produit du spasme de la glotte qui occasionne des crises de suffocation et d'asphyxie.

Ce spasme de la glotte peut également survenir par la simple contracture des muscles constricteurs; nous avons étudié cette affection chez l'enfant, à la laryngite striduleuse, mais ce spasme peut également survenir dans l'âge adulte et fréquemment chez les hystériques, ou encore au début des compressions nerveuses alors que la fibre nerveuse n'est encore qu'irritée par une compression légère. Chez les hystériques cette affection est tantôt unilatérale et tantôt bilatérale, mais elle s'accompagne le plus ordinairement d'anesthesie ou d'hyperesthesie d'une partie plus ou moins considérable de l'appareil vocal. Dans le cas de compression au début, la contracture, de même que la paralysie qui lui succède, est le plus souvent unilatérale. Certains sujets, lorsqu'on leur pratique une cautérisation du larynx, éprouvent un véritable spasme de la glotte, et ce spasme est

surtout prononcé lorsque la cautérisation a porté
sur la partie inférieure de la commissure postérieure. Une variété de ce spasme est celle qui survient lorsqu'un corps étranger solide ou liquide a
pénétré, par suite d'un faux mouvement de la déglutition, dans le vestibule du larynx.

Les accidents de suffocation du spasme de la
glotte viennent le plus ordinairement par accès, et
dans certains cas graves, mais très rares heureusement, ils peuvent déterminer une véritable asphyxie.
Le spasme de la glotte des hystériques cède le plus
souvent à une violente secousse électrique ou à la
médication hydrothérapique, le bromure de potassium. Dans les autres cas il faut agir contre la cause
qui a donné naissance à ce symptôme.

Traitement des paralysies des cordes vocales.

Dans les cas de compression des nerfs récurrents
par des ganglions bronchiques les applications de
vésicatoires et de teinture d'iode ainsi que le traitement interne par le sirop d'iodure de fer et l'huile
de foie de morue créosotée m'ont donné d'assez
bons résultats chez les enfants scrofuleux. Chez les
hystériques, une secousse électrique assez énergique
leur rend quelquefois instantanément la voix et j'ai
plusieurs observations de guérisons obtenues par
cette médication ; dans les cas rebelles il faut avoir

recours au traitement hydrothérapique et au bromure de potassium.

Lorsque la paralysie des cordes vocales est due à une lésion intrinsèque des fibres nerveuses ou des muscles laryngés, il faut avoir recours à l'application directe des topiques mais souvent le résultat est à peu près négatif, et dans tous les cas les modifications ne sont toujours que très lentes et très difficiles à obtenir.

X

POLYPES DU LARYNX.

Nous devons admettre comme polypes toutes les tumeurs du larynx qui ne se rattachent ni à la tuberculose ni au cancer ni à la syphilis ; quelques cas de polypes bien évidents peuvent cependant se rattacher à la syphilis. D'après la statistique d'Isambert et les cas cités par Krishaber la proportion des polypes comparée aux autres affections du larynx ne serait que de deux à trois pour cent ; dans son traité des polypes du larynx le D' Fauvel les considère comme beaucoup plus fréquents. Mon expérience personnelle me rapproche plutôt des chiffres cités par Isambert ; je trouve en effet 25 polypes sur 600 malades ce qui fait une proportion d'un peu plus de 4 pour 100.

Les polypes sont des tumeurs fort variables pour le siège et la forme, mais le caractère qui domine tous les autres est la structure anatomique. Aussi nous baserons-nous sur les résultats de l'examen hystologique pour adopter une classification des polypes du larynx.

A ce point de vue on peut les diviser en :

Polypes papillaires ou papillomes.

Polypes muqueux ou myxomes.

Polypes épithéliaux ou épithéliomes.

Polypes fibreux ou fibromes.

Polypes glandulaires ou adénomes.

1° Polypes *papillaires* ou *papillomes*. — Ce sont de beaucoup les plus fréquents, ils comprennent à eux seuls les deux tiers des cas observés. Ces polypes sont rarement isolés, mais le plus souvent en groupes plus ou moins nombreux ; et ces groupes sont constitués soit par des filaments allongés, soit par des grains arrondis qui ressemblent alors à une grappe de raisin. Ces polypes ne sont que l'hypertrophie des papilles très bien décrites et étudiées dans la thèse du D' Coyne sur l'anatomie normale de la muqueuse laryngée ; au point de vue hystologique, ces tumeurs sont constituées au centre par le corps papillaire qui est recouvert par plusieurs couches stratifiées d'épithelium pavimenteux.

2° Polypes *muqueux* ou *myxomes*. — Ils sont presque toujours uniques et pédiculés, leur coloration est d'un rose très pâle, leur siège le plus ordinaire sùr la face supérieure des cordes vocales et leur forme régulièrement ronde ou ovoïde.

Au point de vue hystologique, leur partie centrale est constituée par du tissu muqueux avec réseau capillaire à larges mailles, la surface est formée de tissu papillaire et de cellules épithéliales.

3° Polypes *épithéliaux* ou *épithéliomes*. — Variété assez rare, ces polypes présentent, à l'examen laryngoscopique, le même aspect que les myxomes ; cependant ils sont moins bien pédiculés et leur surface est moins lisse. Leur constitution hystologique, d'après Cornil et Ranvier, est formée de cylindres d'epithelium paviventeux entourés d'un stroma fibreux.

4° Polypes *fibreux* ou *fibromes*. — Leur volume varie de la grosseur d'un grain de chènevis à celle d'un pois, leur siége le plus ordinaire est sur la partie antérieure de la face supérieure des cordes vocales ; ils sont d'une couleur blanc-grisâtre et quelquefois d'un blanc nacré différant très peu de la coloration normale des cordes vocales, ils ont une forme arrondie, un aspect compact, mais sont le plus ordinairement sessiles. Leur structure hystologique est la même que celle des fibromes en général, l'on y rencontre des faisceaux de tissu fibreux avec du tissu cellulaire dense. Leur surface est toujours recouverte de couches concentriques d'epithelium pavimenteux, même lorsqu'ils se développent sur des parties du larynx où l'on ne trouve que de l'epithelium cylindrique.

5° Polypes *glandulaires* ou *adénomes*. — Ils peuvent être sessiles ou pédiculés, leur forme n'est jamais complètement sphéroïdale ; leur vascularisation assez développée leur donne généralement une teinte foncée, mais qui peut varier d'un jour à l'autre. Leur surface est irrégulière, et lorsque ces polypes ont ac-

quis des dimensions assez considérables ils sont fréquemment recouverts d'ulcérations. Au point de vue
hystologique, ces polypes sont constitués par l'hyperthrophie des glandes laryngées elles-mêmes ; leur
structure n'est cependant pas semblable à celle que
l'on peut constater dans l'hyperthrophie glandulaire
des autres variétés d'angines, car on trouve en plus
des faisceaux souvent assez nombreux de tissu fibreux.

Symptomatologie des polypes du larynx. — Les
symptômes qui accompagnent l'évolution des polypes
du larynx sont fort variables, et ces variations sont
intimement liées aux sièges différents que peuvent
présenter leur point d'implantation.

La déglutition n'est troublée que lorsque ces polypes se trouvent placés sur les éminences aryténoïdes ou sur l'épiglotte, ce qui est un cas très rare.

La gêne de la respiration n'existe que lorsque le
polype a atteint des proportions considérables et
surtout lorsqu'il existe une accumulation assez nom-
breuse de papillomes.

La toux est ordinairement peu fréquente ; cependant, lorsque les polypes sont implantés près des
commissures et surtout près de la commissure postérieure, on peut souvent constater une toux quinteuse
qui peut même, dans certains cas, être suivie d'un
peu de spasme de la glotte ; ce phénomène a lieu
surtout lorsque les polypes sont longuement pédiculés.

Les troubles de la voix sont constants, mais ils sont très variables. Lorsque le siège des polypes se trouve sur les cordes vocales et surtout sur le bord libre des cordes vocales, la raucité de la voix est alors un symptôme de début ; et pour peu que le polype atteigne des proportions tant soit peu considérables, on peut constater quelquefois une aphonie complète. Si, au contraire, le polype a son point d'implantation sur les bandes ventriculaires ou sur les éminences aryténoïdes les altérations de la voix

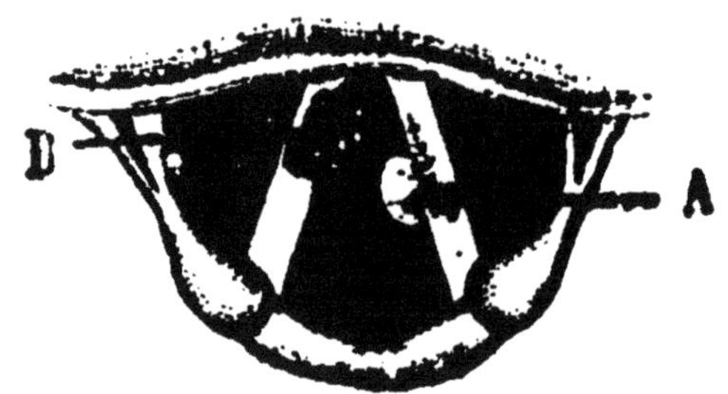

A. Polype muqueux de la corde vocale gauche
B. Polype papillaire de la corde droite.

sont peu marquées ; mais, même dans ces cas, un examen attentif permet de constater sinon une altération de la voix, du moins une légère modification dans le timbre et l'intonation.

Dans certains cas de polypes longuement pédiculés on a signalé des symptômes vocaux intermittents : au milieu d'une conversation, le malade est pris d'une extinction subite de la voix qui, après quelques secondes d'aphonie absolue, reprend ensuite son timbre normal ; ce phénomène tient alors au déplacement du polype sous l'influence des vibrations de la colonne d'air.

Presque constamment les malades éprouvent la sensation d'un corps étranger du larynx, mais ce symptôme se montre également dans d'autres affections simplement inflammatoires du larynx, et la constatation de ce symptôme ne peut, je crois, fournir aucun élément de diagnostic. Ce fait est confirmé du reste par ce qui se passe presque toujours lorsque l'on a enlevé le polype, car alors le malade conserve encore quelque temps a sensation de corps étrangers dans le larynx, alors que l'examen laryngoscopique démontre qu'il ne reste plus aucun vestige de ce polype.

Depuis la découverte du laryngoscope l'étude de tous les symptômes de polypes a perdu beaucoup de son importance, puisque par l'examen direct de tous les replis du larynx on peut arriver à un diagnostic facile et certain des polypes même les plus petits qui peuvent s'y rencontrer. Lorsque les symptômes subjectifs font soupçonner la présence d'un polype, il est important d'examiner avec attention tous les points de l'appareil vocal, et de ne se prononcer d'une façon absolue sur la non-existence d'un polype que lorsqu'une investigation minutieuse aura permis d'explorer successivement toute la surface de la muqueuse. C'est alors qu'il est important de faire fonctionner l'appareil vocal pendant l'examen laryngoscopique, parce que certains points du larynx ne sont vus distinctement que pendant les mouvements des cordes vocales et pendant l'émission de certaines notes plus ou moins élevées.

Diagnostic. — Le diagnostic certain peut toujours être fait par l'examen laryngoscopique. Dans quelques cas de phthisie laryngée ou même d'angine catarrhale chronique et de syphilis laryngée on peut constater sur les différentes parties du larynx l'existence de végétations polypiformes ou de glandes hypertrophiées qui pourraient faire croire à l'existence d'un polype, mais il faut se rappeler que le polype est une affection tout à fait locale et limitée à un seul point, qui ne s'accompagne pas d'état inflammatoire ni d'ulcération des parties voisines.

Quant à la distinction, par l'examen laryngoscopique, entre les différentes variétés de polypes, elle n'est pas toujours très facile; cependant les papillomes, qui sont de beaucoup les polypes les plus fréquents, sont généralement assez facilement reconnaissables, et, pour les autres variétés, les caractères que nous avons constatés précédemment en faisant leur description particulière permettent le plus souvent d'en faire également la distinction par le simple examen laryngoscopique.

Dans un certain nombre de cas les caractères distinctifs sont de beaucoup moins tranchés, mais alors l'examen hystologique ultérieur de ces polypes permet le plus souvent d'y reconnaître le mélange de plusieurs des éléments des variétés différentes de polipes ; à ces cas spéciaux nous pourrons donner, à l'exemple d'Isambert et de Krishaber, la dénomination de polypes mixtes.

Siège des polypes du larynx. — D'après la statistique publiée dans le traité des polypes du Dr Fauvel le siège le plus ordinaire des polypes est sur le bord libre des cordes vocales et surtout à la partie antérieure et moyenne ; puis viennent ensuite comme ordre de fréquence la face supérieure des cordes vocales, les ventricules, la commissure postérieure et la face postérieure de l'épiglotte.

Traitement des polypes du larynx.

Deux méthodes opératoires sont mises en usage pour le traitement des polypes du larynx : la destruction sur place par le *galvano-cautère* ou les différents caustiques et l'extirpation avec les différentes espèces de pinces ou d'écraseurs.

1° Destruction sur place par les cautérisations. — Ces cautérisations n'ont de chances de succès que lorsque l'on a affaire à de petits polypes ou à des polypes au début dont le pédicule n'est pas encore assez formé pour qu'il soit possible de les saisir avec des pinces. Dans ces cas on peut avoir recours soit à des caustiques liquides, soit à des caustiques solides ; mais soit que l'on fasse usage des liquides ou des solides, comme dans tous les cas ces caustiques devront être doués d'une assez grande énergie, il sera toujours important de ne toucher que la tumeur elle-même, il faut donc toujours faire usage des porte-caustiques cachés qui n'agissent que lorsque l'opérateur est certain de toucher le point précis qu'il s'agit de cautériser, sans cette précaution on serait exposé à voir survenir des accidents spasmodiques très prononcés.

Les caustiques liquides les plus employés sont les solutions concentrées de chlorure de zinc, de nitrate d'argent, de nitrate acide de mercure ou d'acide chromique. Les caustiques solides sont le nitrate d'argent, le sulfate de cuivre ou le chlorure de zinc.

Le plus ordinairement, lorsque j'ai affaire à de petits polypes qu'il n'est pas possible de saisir avec la pince, plus tôt que de faire usage des caustiques liquides et solides énumérés plus haut, je préfère avoir recours au galvano-cautère. Depuis la découverte de la pile secondaire ou réservoir d'électricité, le maniement du galvano-gautère est devenu très facile et très régulier, et de plus, au moyen du régulateur, il est facile de régler exactement la température que l'on désire obtenir, le fil de platine rougit instantanément, et son action cesse aussitôt que l'on interrompt le courant.

2º **Extraction avec les pinces.** — Dans le plus grand

nombre des cas de polypes du larynx, c'est à ce moyen qu'il faut avoir recours. Des pinces de différentes formes et de courbures plus ou moins prononcées ont été imaginées pour pratiquer cette opération, mais elles sont toutes sur le modèle de celle de Mackensie, et ne diffèrent que par la direction antero-postérieur ou latérale de leurs mors. Les figures de pinces dont je donne le dessin à la planche des instruments vous permettront d'apprécier facilement ces différentes modifications de la pince primitive et me dispenseront de vous en faire une description détaillée.

La forme des mors doit varier avec chaque variété de tumeurs, et les fabricants d'instruments de chirurgie ont armé les cuillères qui les terminent de dents, de rainures et de dentelures que l'on prendra plus ou moins accentuées, selon que le polype aura plus ou moins de consistance.

Lorsque l'on veut commencer à pratiquer l'extirpation d'un polype laryngé, il faut avoir soin d'habituer peu à peu le malade au contact des instruments, car sans cette précaution il se produirait aussitôt après l'introduction de la pince des spasmes et des mouvements nerveux qui rendraient toute opération incertaine et impossible. Dans le but de familiariser les élèves avec le maniement des pinces, j'ai fait faire pour ma clinique un laryngo-fantôme en caoutchouc et je les exerce à aller cueillir avec les pinces à polype des petites boulettes déposées sur les cordes vocales, ce moyen réussit très rapidement à donner l'assurance nécessaire pour pouvoir pratiquer les cautérisations et l'introduction des différentes pinces dans le larynx.

Dans quelques cas rares, les troubles respiratoires deviennent très accentués, il faut alors avoir recours à l'extirpation par les voies artificielles, et selon les cas il faut pratiquer soit l'incision de la membrane crico-thyroïdienne lorsqu'elle est possible et que les polypes sont situés assez bas pour que l'on puisse les atteindre par cette voie, soit l'incision de la membrane thyro-hyoïdienne lorsque les polypes sont à la région sus-glottique, parce qu'alors on y peut facilement pratiquer l'extirpation des polypes.

Lorsque l'on a arraché des polypes papillaires, qui sont toujours assez nombreux, il est bon de pratiquer ensuite quelques cautérisations avec le galvaho-cautère, car sans cette précaution on serait souvent exposé à les voir repulluler assez rapidement.

XI.

CANCERS DU LARYNX.

Les cancers du larynx sont des tumeurs malignes qui, au point de vue hystologique, peuvent présenter deux variétés : le cancer épithélial et le cancer encéphaloïde. Au point de vue clinique ces tumeurs débutent soit par le larynx lui-même, soit par propagation au larynx du cancer d'un organe du voisinage.

Le cancer encéphaloïde est un peu plus fréquent ; il se présente au début sous forme de bourgeonnement recouvert d'une muqueuse rouge, violacée, lisse ; cette tumeur augmente rapidement de volume, elle devient plus pâle, sa surface devient bosselée et bientôt se montre une ulcération à bords renversés et indurés, à fond inégal et grisâtre, donnant naissance à de fréquentes hémorrhagies et à l'écoulement d'un pus sanieux et d'une odeur fétide.

Lorsque ce cancer a débuté par l'œsophage avec propagation au larynx, on voit au laryngoscope la tumeur à cheval sur les éminences aryténoïdes, et dans ces cas l'ulcération irritée par le passage des aliments prend des proportions plus considérables, l'œdème des parties voisines est beaucoup plus prononcé et les ganglions sous maxillaires deviennent beaucoup plus volumineux.

Le cancer épithelial a une marche un peu plus lente ; souvent, au début, il ressemble à un papillome et il ne prend pas la forme végétante de la variété encephaloïde, mais bientôt se montre l'ulcération caractéristique à rebords indurés et renversés, à surface inégale, tomenteuse et recouverte de caillots ; en même temps on peut constater des hémorrhagies et un pus sanieux et d'une odeur fétide.

Les ganglions de la région sous maxillaires s'engorgent et de plus ils sont souvent entourés d'une induration et d'un empâtement considérables.

Aux périodes avancées les parties plus profondes du larynx sont atteintes et les cartilages sont en partie résorbés et éliminés par la suppuration.

Au point de vue clinique Isambert a divisé les cancers du larynx en :

Cancers secondaires ou de voisinage.

Et cancers primitifs ou intrinsèques qui se subdivisent eux mêmes en cancers sus glottiques et cancers sous glottiques.

Les deux variétés de cancer encéphaloïde et de cancer épithelial peuvent présenter ces différents sièges dont l'étude offre surtout de l'intérêt au point de vue de l'évolution des symptômes.

Symptômes. — L'existence de cette terrible maladie peut rester quelque temps méconnue car au début elle ne s'accompagne que de symptômes fort légers : une altération peu sensible de la voix qui, sans raison appréciable et sous l'influence du plus petit refroidissement, se voile insensiblement. Lorsque le cancer a débuté par l'œsophage il y a en même temps un peu de dysphagie. Peu à peu la voix s'altère de plus en plus et on peut alors reconnaître une raucité presque caractéristique de la voix, raucité qui est également très appréciable pendant la toux. En même temps les troubles respiratoires commencent à se montrer, il y a d'abord de la dyspnée, puis le malade a une respiration rapeuse et fait entendre un bruit de cornage.

Lorsque le début du cancer a lieu par un autre point que les éminences aryténoïdes ou le voisinage des cordes vocales, les troubles de la phonation, peuvent faire défaut pendant la période de début, et l'évolution du cancer peut s'effectuer d'une façon latente et sans qu'aucun symptôme bien caractéristique en vienne révéler l'existence. On peut alors constater quelque fois la présence des ganglions cervicaux, mais ce symptôme qui est à peu près constant pendant la période de l'ulcération, ne se montre souvent qu'à une période assez avancée de la maladie et ne peut par conséquent servir au diagnostic de la période de début.

Tant qu'il n'existe pas d'ulcération les douleurs sont généralement peu intenses et très fugitives, mais lorsque l'ulcération est formée on voit aussitôt les douleurs devenir plus fréquentes, plus profondes, et s'irradier dans le voisinage ; en même temps paraissent trois symptômes nouveaux qui viennent singulièrement aggraver l'état général du malade, ce sont :

1° Une salivation d'abord seulement exagérée, mais qui dégénère bientôt en écoulement constant de salive qui devient alors un des symptômes les plus pénibles pour le malade.

2° Aussitôt que l'ulcération est produite, l'haleine devient fétide et ce symptôme donné par l'odeur, qui est déjà très désagréable lorsque le cancer existe sur une autre partie du corps, acquiert ici une intensité beaucoup plus considérable en raison du passage continuel de l'air expiré qui sert de véhicule pour transporter cette odeur nauséabonde.

3° Les hémorrhagies, qui souvent deviennent assez fréquentes et assez abondantes pour affaiblir le malade et contribuent puissamment à accélérer le dénouement fatal. L'abondance et la fréquence de ces hémorrhagies sont le plus ordinairement en relation directe avec la profondeur des ulcérations. Dans quelques cas ces hémorrhagies acquièrent immédiatement une intensité toute particulière et ont pu, même plusieurs fois, occasionner une véritable mort foudroyante. Les hémorrhagies ont une très grande importance diagnostique et pronostique dans les cancers du larynx et c'est, assurément, un des symptômes les plus importants et les plus caractéristiques de la période avancée de cette maladie.

L'engorgement ganglionnaire, que nous avons signalé quelque fois comme symptôme de début, devient alors de plus en plus prononcé, les ganglions qui n'étaient primitivement que légèrement gonflés, s'entourent peu à peu d'un empâtement des parties voisines, cet empâtement devient de plus en plus dur et résistant, et plus tard toute la partie antérieure du cou ne forme plus qu'une véritable cuirasse au milieu de laquelle il est impossible de reconnaître le siège des ganglions qui sont confondus dans cet empâtement de toute la région. Lorsque l'engorgement ganglionnaire gagne les ganglions péritracheaux, on voit survenir un symptôme nouveau, c'est la paralysie des cordes vocales par suite de la compression du nerf recernent.

L'état général du malade reste assez satisfaisant jusqu'à l'apparition de la période ulcéreuse, mais à partir de ce moment le malade se cachectise très rapidement.

Diagnostic du cancer du larynx. — Pendant les périodes de début et même jusqu'au moment ou se produisent les ulcérations, le diagnostic peut souvent présenter d'assez grandes difficultés. Nous pouvons constater, en effet, que l'examen laryngoscopique lui-même ne nous permet pas toujours, surtout dans la variété de cancer épithelial, de poser un diagnostic certain. Quelquefois cette tumeur se présente dans le larynx sous forme d'une tumeur arrondie, lisse, qui peut être prise pour un polype. Le siège de cette végétation peut cependant mettre sur la voie du diagnostic, car sur 35 cas de cancers du larynx, observés par le docteur Fauvel, le début a eu lieu 20 fois par les bandes ventriculaires du larynx, tandis que l'existence de polypes sur les bandes ventriculaires est tout à fait exceptionnelle. Les polypes, au contraire, paraissent avoir une prédilection toute particulière pour les cordes vocales inférieures, puisque dans 300 cas, sur les 360 que j'ai pu relever, les polypes existaient sur le bord libre ou sur les faces des cordes vocales.

La coloration de la muqueuse tuméfiée est beaucoup plus foncée dans le cancer que dans les différentes variétés de laryngites. Dans la phthisie laryngée du second degré qui est caractérisée par des végétations polypiformes le siège de ces végétations au bord libre des cordes vocales et à la commissure postérieure vient également servir d'élément de diagnostic différentiel. Certaines tumeurs gommeuses du larynx peuvent quelquefois être confondues avec un cancer de cet organe, mais dans la syphilis on ne constate pas cette coloration foncée et cette teinte vineuse qui est particulière aux affections cancéreuses, et de plus, dans la syphilis la maladie est rarement localisée à un seul point et le plus souvent en même temps qu'une gomme on constate des érosions et des ulcérations qui mettent sur la voie du diagnostic.

A la période ulcéreuse le diagnostic différentiel devient beaucoup plus facile. Les caractères particuliers de ces ulcérations que nous avons décrites précédemment, sont alors très nettement aperçus avec le miroir laryngien, et les symptômes généraux : la douleur, la salivation, les hémorrhagies, l'engorgement ganglionnaire. etc., viennent encore ajouter à la précision de ce diagnostic et me dispensent d'entrer dans de plus longs détails.

Marche et durée des cancers du larynx. — Pendant les périodes de début, la marche de l'affection est souvent assez lente, et chez un certain nombre de malades on a pu voir persister, pendant deux ou trois ans, une disphonie due à la présence d'une tumeur cancéreuse, mais lorsque survient la période ulcéreuse avec son cortège d'accidents, la marche de la maladie paraît s'accentuer très rapidement, et l'on peut, en quelques mois, assister à l'évolution des symptômes les plus graves, et le malade épuisé par des hémorrhagies ou en proie à une dyspnée et à des douleurs de plus en plus intenses, arriver en peu de temps aux dernières périodes de la maladie.

.D'après la statistique du docteur Fauvel, la durée moyenne du cancer du larynx est de trois ans et les limites extrêmes sont de un an et onze mois pour le minimum et de quatre à cinq ans pour le maximum.

Le pronostic en est toujours fatal, que l'on ait ou non recours aux opérations.

Traitement. — Pendant tout le temps que le médecin ne se trouvera pas en présence d'accidents de suffocation, son intervention devra se borner à soulager les souffrances du malade et à faire de la médecine de symptômes. Les douleurs seront combattues par les applications directes de topiques opiacés ou de topiques au chloral et par des injections hypodermiques de morphine. En même temps, il sera bon d'avoir recours à une médication anti-syphilitique par les frictions mercurielles et l'iodure de potassium à l'intérieur; certains cas assez fréquents de diagnostic différentiel très difficile entre ces deux affections, viennent à l'appui de cette manière de procéder qu'il est bon de pratiquer pendant trois semaines à un mois, même lorsque le malade nie tout antécédent syphilitique.

A la période ulcéreuse, les applications du glycérine morphinées.

Glycérine. . . . . 15 gr.
Hydrochlorate de morphine.. 1 gr.

Devant être faites une ou deux fois par jour sur

les points ulcérés lorsque les douleurs seront très vives. Dans les cas d'hémorrhagies les applications de perchlorure de fer réussissent généralement assez bien à les arrêter lorsque cette hémorrhagie n'est pas trop considérable ; il est bon de n'employer que des solutions moins fortes que la solution normale, sans cette précaution l'on pourrait s'exposer à voir survenir des phénomènes de suffocation immédiats par suite de la coagulation trop rapide de quantités assez considérables de sang dans l'espace si resserré de la glotte.

Contre l'odeur fétide de l'haleine, les gargarismes et mieux encore les pulvérisations de permanganate de potasse ou de chloral sont très utiles. Voici les deux formules auxquelles j'ai le plus souvent recours :

Pulvérisation.

Permanganate de potasse. . .   1 gr.
Eau distillée. . . . . 100 gr.

Une cuillerée à bouche par pulvérisation.

Dans le but de combattre en même temps les douleurs, j'ai quelque fois recours à la pulvérisation suivante :

Chloral. . . . .   6 gr.   »
Hydrochlorate de morphine.   0 gr. 20
Eau. . . . . 150 gr.   »

Une cuillerée à bouche pour chaque pulvérisation chaude qui devra durer cinq à huit minutes.

Contre l'œdème et pour cautériser les ulcérations, Isambert avait recours à une solution au douzième ou au dixième d'acide chromique, mais sans obtenir de résultats bien favorables de cette médication qui est quelquefois très pénible et souvent même très douloureuse pour le malade.

Traitement chirurgical. — Lorsque par suite des progrès de la maladie, la suffocation devient plus considérable et peut être un danger plus ou moins immédiat pour 'e malade, il faut pratiquer la trachéotomie : par cette opération on arrive, d'après la statistique des différentes observations, à prolonger la vie du malade de huit à dix mois. Quelques auteurs allemands ont proposé de pratiquer la trachéotomie dès le début de la maladie, mais je crois qu'il y a là une exagération qui peut amener des abus regrettables ; il est beaucoup plus rationnel, en effet, d'avoir recours d'abord à des cautérisations par les voies naturelles, avec les caustiques ou mieux avec le galvano-cautère, qui peut rendre alors d'assez grands services lorsqu'il est manié avec dextérité. Si les hémorrhagies deviennent plus fréquentes et plus abondantes et si la respiration devient plus gênée et difficile, alors seulement il y aura avantage à ne pas attendre la période de suffocation pour pratiquer la trachéotomie.

Il me reste à vous parler d'une opération qui a, déjà été pratiquée près de vingt fois dans les cas de cancer laryngos, l'ablation partielle ou totale du larynx ; mais le résultat de ces premières opérations est loin d'être un encouragement puisqu'il n'y a qu'un seul cas bien authentique de succès.

XII

TRACHÉOTOMIE

Cette opération a pour but d'établir une communication directe entre la trachée et l'extérieur lorsque, par une cause quelconque, la voie naturelle par le larynx se trouve oblitérée.

La trachéotomie a été pratiquée dès la plus haute antiquité, Asclopiade et Antyllvs ouvraient la trachée entre le troisième et le quatrième anneau et maintenaient la plaie béante au moyen de deux crochets. Au xvi° siècle, Fabrice d'Aquapendente fait usage d'une canule en argent à ailerons. Jusqu'au xviii° siècle, l'incision avait toujours été faite transversalement entre deux anneaux ; Junker le premier propose l'incision longitudinale et la section des anneaux.

Dès cette époque, il y avait déjà deux procédés opératoires : l'un rapide exécuté au moyen de différentes variétés de bronchotomes, et le second au moyen d'un bistouri et en pratiquant l'incision successive des différentes couches de tissus.

Malgré tous les instruments inventés, et les observations publiées, cette opération était peu usitée

au commencement de ce siècle, et même, au con-
cours de 1807, l'académie prononça la proscription
de la trachéotomie.

Quelque temps après, Bretonneau et son élève
Trousseau ont préconisé cette opération dans le
croup, et c'est à l'initiative de ces deux savants pro-
fesseurs que revient l'honneur de la vulgarisation de
la trachéotomie.

Cette opération peut se pratiquer sur différents
points de la trachée ou du larynx, aussi reconnait-on
quatre lieux d'élection :

1° Sur les premiers anneaux de la trachée ;

2° En divisant simultanément le cartilage cricoïde
et les premiers anneaux de la trachée ;

3° La laryngotomie qui se fait entre le cartilage
thyroïde et le cartilage cricoïde, à travers la membrane crico-thyroïdienne ;

4° Et enfin la laryngotomie sus-thyroïdienne qui
n'a son application que dans quelques cas de tumeur
du vestibule du larynx.

Dans les trachéotomies pratiquées chez l'enfant,
lorsque le petit malade aura moins de quatre ou cinq
ans, il sera préférable d'inciser en même temps le
cricoïde qui a peu de résistance à cet âge et les premiers anneaux de la trachée. Lorsque le petit malade aura plus de quatre ans, il devient important
de ne commencer l'incision de la trachée qu'au des-

sous du cartilage cricoïde parce qu'alors ce cartilage présente une résistance plus considérable qui pourrait gêner l'introduction de la canule si l'on avait recours à la crico-trachéotomie.

Chez l'adulte, selon le cas et selon la cause qui rend la trachéotomie nécessaire, on pratique tantôt la trachéotomie ordinaire ou sous cricoïdienne et tantôt la laryngotomie dans l'espace qui sépare le cartilage thyroïde du cricoïde, espace qui est occupé par la membrane crico-thyroïdienne ; le manuel opératoire de cette dernière opération a été très bien décrit par Bichat, dans son édition des œuvres de Désault.

Pour pratiquer l'opération de la trachéotomie il faut placer le malade dans le décubitus dorsal, ses épaules relevées et appuyées sur un coussin dur, la tête maintenue dans l'extension, et alors on peut parfaitement reconnaître les différents points de repère qui sont : le bord antérieur du cartilage thyroïde, le sillon transversal correspondant à la membrane crico-thyroïdienne et la face antérieure du cartilage cricoïde.

On peut alors avoir recours à trois procédés opératoires différents :

1° Procédé en deux temps, soit lent de Trousseau, soit rapide de Bourdillat.

2° Procédé en un seul temps ou de St-Germain.

3° Procédé par le galvano ou thermo cautère, du professeur Verneuil et de Poinsot de Bordeaux.

Procédé en deux temps.

C'est le procédé lent dont les indications ont été si nettement formulées par Trousseau. Le malade est placé dans la position déjà décrite et éclairé du côté de la tête ; il faut trois aides, un pour maintenir la tête, mais sans extension trop considérable, un second pour tenir les membres et le troisième qui a pour fonction d'éponger et de comprimer les vaisseaux ouverts. Le chirurgien doit se placer à droite du malade et commencer son incision au niveau du bord supérieur du cartilage cricoïde et la faire d'une longueur de 5 à 6 centimètres.

Dès que la peau est incisée, il faut éviter autant que possible de se servir du bistouri et employer la sonde cannelée avec laquelle on soulève et on écarte les muscles sternothyroïdiens qui se touchent presque en ce point. On découvre alors de gros plexus veineux qui se répandent dans le tissu lamineux sous-jacent aux muscles. Il y a entre ces plexus veineux des intervalles parallèles à la direction de la trachée qui permettent de les écarter, mais parfois il faut se décider à les diviser parce que ces plexus acquièrent ordinairement avec l'âge un développement considérable. Tant qu'il n'y a pas de veines ouvertes, dit Millard dans sa remarquable thèse, il faut procéder lentement, et si le corps thyroïde n'est pas trop volumineux, essayer de le décoller et de l'écarter dans une certaine portion de son étendue pour éviter autant que possible d'en pratiquer l'incision. Il faut avoir bien soin de dénuder complétement la trachée et ne l'inciser que lorsque l'on en voit et que l'on sent bien distinctement les anneaux sous l'indicateur de la main gauche. L'aide, éponge avec soin et place au besoin quelques pinces hémostatiques ; le chirurgien, tenant son bistouri comme une plume à écrire en porte la pointe sur la trachée au-dessous du cartilage cricoïde et pratique une incision de un centimètre et demi à deux centimètres en ayant soin d'appuyer sur le dos de la lame avec l'index de la main gauche pour faciliter la section des anneaux cartilagineux. L'incision faite on placera l'index gauche sur la trachée afin d'éviter la pénétration du sang, et saisissant rapidement le dilatateur de la main droite on l'introduit dans la plaie .pendant que l'aide soulève légèrement la tête pour diminuer la tension du cou.

Il faut enfoncer le dilatateur assez profondément puis placer la canule en la présentant couchée sur les branches du dilatateur le pavillon tourné à droite : On l'enfonce jusqu'à ce que l'on sente un plan résistant qui est la paroi postérieure de la trachée ,on fait faire alors un demi-tour à la canule en tournant son pavillon en avant par la manœuvre dite du tour de maître et on l'introduit entre les deux branches du dilatateur. On retire le dilatateur et on noue les cordons derrière le cou.

Procédé par le galvano ou le thermo-cautère.

Dans le but d'éviter les pertes de sang qui accompagnent souvent l'incision par le bistouri des tissus qui sont situés en avant de la trachée, le professeur Verneuil et Poinsot de Bordeaux ont proposé de remplacer le bistouri par le cautère pour le premier temps de l'opération. Lorsque le galvano-cautère ou le termo-cautère est manié avec ménagement et sans brusquer et sans employer de température trop élevée, l'incision des parties molles se fait en effet presque sans effusion de sang et la trachée est assez rapidement découverte, mais il est important de ne pas ouvrir la trachée avec le thermo-cautère parce que l'on s'exposerait à voir survenir des eschares de sa face postérieure déterminées par le rayonnement du cautère incandescent.

Chez les enfants la trachéotomie par le thermo-cautère est très peu pratiquée et de plus les plexus veineux étant peu développés les hémorrhagies sont rarement considérables. Chez l'adulte ce procédé peut être quelquefois utile mais en ayant bien soin de n'avoir recours au cautère que pour l'incision des parties molles et de pratiquer toujours l'incision de la membrane crico-thyroïdienne ou des anneaux de la trachée avec le bistouri.

L'opération avec le thermo-cautère est plus douloureuse qu'avec le bistouri ce qui est encore une contrindication à son emploi dans les cas de croup chez les enfants.

Mathieu, le fabricant d'instruments, vient de construire un thermo-cautère beaucoup plus commode et moins dispendieux que les modèles proposés jusqu'à ce jour : c'est la réalisation d'un grand progrès qui vulgarisera l'emploi journalier de cet instrument.

Procédé rapide en deux temps, dit de Bourdillat.

Mode opératoire. — Le malade étant dans la position classique, on pratique au-dessous du cricoïde, sur la ligne médiane une incision de deux à trois centimètres de longueur et de un centimètre de profondeur. On recherche alors la trachée avec l'indicateur de la main gauche, et lorsque le doigt est bien placé on enfonce le bistouri sur la face connexe de l'ongle de l'indicateur qui sert de guide et on incise la trachée verticalement dans une étendue suffisante pour l'introduction facile du dilatateur et de la canule

Procédé en un seul temps, dit de Saint-Germain.

Les points de repère que nous avons signalés plus haut, sont recherchés avec la plus grande exactitude et même marqués à l'encre sur le cou du malade si l'on craint de faire erreur au moment de l'opération. Puis le malade ayant la tête tenue dans une demi extension, on saisit le larynx en totalité entre le pouce et l'index de la main gauche comme si on voulait l'énucleer. On voit alors se dessiner toute la partie antérieure du larynx et on enfonce perpendiculairement le bistouri d'une longueur de un centimètre un quart à un centimètre et demi selon les âges et le plus ou moins de maigreur de l'enfant. Lorsque le bistouri a pénétré dans la trachée, on entend un sifflement et un petit jet de sang paraît sur le rebord de la lame. Dans le but de rendre ces phénomènes plus sensibles, j'ai fait pratiquer une rainure sur le dos de la lame de mon bistouri ; cette rainure me présente encore un autre avantage c'est de pouvoir me servir de guide pour l'introduction de mon dilatateur lorsque j'ai agrandi l'incision de la trachée. Par cette modification au procédé de Saint-Germain j'évite ainsi une partie de l'opération qui est quelquefois très pénible pour l'opérateur, c'est la recherche de l'incision trachéale au milieu d'une plaie assez étroite et profonde, recherche qui est quelquefois d'autant plus difficile que l'on se trouve aveuglé par un écoulement et une projection assez considérable de sang.

Les mensurations faites par Dubar ont démontré qu'en marquant un point de repère à un centimètre un quart de la pointe du bistouri, on était certain d'avoir toujours chez l'enfant une longueur assez considérable pour pénétrer dans la trachée, et que d'un autre côté avec cette longueur il était impossible d'atteindre la paroi postérieure de la trachée. Lorsque le dilatateur est en place l'application de la canule se fait de la manière indiquée précédemment.

Dans les cas de trachéotomie chez les enfants, il est préférable d'avoir recours à l'un de ces deux derniers procédés, l'hémorrhagie est rarement à craindre à cet âge et l'écoulement de sang cesse aussitôt que la canule est en place.

Chez l'adulte il n'en est pas toujours ainsi aussi, le plus ordinairement a-t-on recours soit à la trachéotomie lente soit à la trachéotomie avec le cautère. En recourant à ce dernier procédé, l'hémorrhagie n'est pas à craindre lorsque l'on ne procède pas trop rapidement et si l'on ne dépasse pas la température du rouge cerise un peu foncé, mais d'un autre côté on coupe les tissus un peu à l'aveuglette, et le véritable chirurgien procédant avec une sage lenteur préfère voir couche par couche quels sont les tissus qu'il rencontre sous son instrument et alors il a recours au bistouri et à la sonde cannelée en ayant bien soin de faire éponger au fur et à mesure et d'appliquer des pinces hémostatiques si l'écoulement du sang tend à persister. Avec ces précautions il est certain de ne pas avoir d'hémorrhagie.

Le lieu délection le plus ordinaire de la trachéotomie correspond aux premiers anneaux de la trachée, mais dans quelques cas il est avantageux de la pratiquer au niveau de la membrane crico-thyroïdienne, cette dernière opération n'est possible que chez l'adulte et ne peut être faite que dans les cas ou cette membrane mesure une longueur assez considérable pour permettre l'entrée de la canule

Les instruments dont je me sers pour la trachéotomie, sont les suivants :

1° Un bistouri légèrement connexe et pointu, ou lorsque je veux faire l'opération en un seul temps, je fais usage d'un bistouri un peu convexe et pointu, portant une rainure sur le dos, cette rainure sert de conducteur lorsque je veux introduire le dilatateur dans la plaie trachéale.

2° Une ou plusieurs sondes cannelées et des écarteurs mousses.

3° Un certain nombre de pinces hémostatiques et du fil à ligature.

4° Un ténaculum et une aiguille de Deschamps.

5° Un dilatateur, soit simple, soit de Laborde, à trois branches.

6° Une série de canules doubles de diamètre, de longueur et de courbure différentes, avec ailerons à attaches mobiles, de manière à faciliter les mouvements du cou.

On a imaginé différentes variétés de canules parlantes et autres, mais leur description exigerait de trop longs détails, qu'un simple examen de ces appareils rend du reste inutile.

Lorsque l'on a recours au procédé thermique, on emploie soit le galvano, soit le thermo-cautère, mais dans un cas comme dans l'autre, il faut éviter d'employer des températures trop élevées et ne se servir que de cautères qui ne soient pas trop tranchants et qui présentent une certaine épaisseur. Si l'on fait usage du galvano-cautère il est important d'avoir un régulateur qui permette de graduer l'intensité du courant.

BIBLIOGRAPHIE

Traités et ouvrages généraux sur les maladies du larynx.

Pour éviter de détourner l'attention du lecteur par des annotations bibliographiques placées à la fin de chaque page, je me suis réservé de les réunir toutes dans ce chapitre spécial.

BECKER. — *Dissertatio de angina.* Iéna, 1678.

SCHMID. — *Diss. de angina.* Vienne, 1790.

HEDOIN. — *Diss. sur l'angine inflammatoire.* Thèse Paris, An X.

MOUTARD-MARTIN. — *Propositions sur les différentes espèces d'angines.* Thèse Paris, 1806.

CHEYNE. — *The pathology of the membrane of the larynx and bronch.* Edimbourg, 1809.

PORTER. — *Observations on the surgical pathology of the larynx and trachea.* Dublin, 1826.

VIDAL DE CASSIS. — *Diagnostic différentiel des diverses espèces d'angines.* Agrégation, 1832.

Bennati. — *Recherches sur les maladies qui affectent la voix humaine.* Paris, 1832.

Colombat. — *Traité médico-chirurgical des maladies des organes de la voix.* Paris, 1834.

Vernois. — *Laryngite sous muqueuse, sous glottique* (Bulletin soc. anatomique, 1836).

Ryland. — *A treatise on the diseases and injuries of the larynx.* London, 1837.

Blache. — *Article des maladies du larynx du dictionnaire de médecine.* Paris, 1838.

Dupas. — *Diagnostic des maladies du larynx.* Thèse Paris, 1840.

Piorry. — *Des maladies des voies aériennes.* Paris, 1843.

Tourtual. — *Nece untersuchungen über der bau des menschlinichen schlund.* Leipzig, 1846.

Hastings. — *Treatise on diseases of the larynx and trachœa.* — London, 1850.

Dufour. — *Essais sur le diagnostic des maladies de la voix et du larynx.* Paris, 1851.

Green. — *A treatise on Diseases of the air-passages.* New-York, 1855.

Friedreich. — *Die krankheit der nase des kehlkopfes und der trachea.* Erlangen, 1858.

Hatin. — *Etude sur les maladies du larynx* (In. Revue médicale, avril 1858).

Turck. — *Mittheilungen über einige mit dern kehlkopfspiegel,* etc., etc. Vienne, mars 1859.

Kharassandjean. — *Diagnostic raisonné des affections du larynx.* Thèse Paris, 1859.

Czermak. — *Der kehlhopfspiegel und seine verwerthuny.* Leipzig, 1860.

Turck. — *Plusieurs articles de laryngologie* (In Allgem. Wien. Zeitung, année 1860).

Ruhle. — *Die kehlkopfskrankheiten.* Berlin, 1861.

Stork. — *Zur laryngoscopie.* Wien, 1860.

BATAILLE. — *Nouvelles recherches sur la phonation.* Paris, 1861.

FAUVEL. — *Du laryngoscope au point de vue pratique.* Thèse Paris, 1861.

MOURA-BOUROUILLON. — *Laryngoscopie.* Paris, 1861.

BALASSA. — *Beitrage sur laryngoscopie in pathologischer u therapent,* etc. Wien, 1862.

LEWIN. — *Articles de laryngologie* (In Virch. Arch. 1862).

VERNEUIL. — *Articles de laryngologie* (In Gazette hebdomadaire, 1862-63 et 64).

FOURNIÉ. — *Etude pratique sur le laryngoscope.* — Paris, 1863.

SIEVEKING. — *Practical remarks on the laryngeal diseases.* London, 1863.

GIBB. — *Illustrations of the pratic. applications of laryngoscope.* London, 1863-1865 et 1866.

WALKER. — *The laryngoscope its clinical applic* (In British Med. London, 1863.

TOBOLD. — *Lehrb. d. laryngos. u. d. local therap* Berlin, 1863.

BAUMGARTNER. — *Die krankheiten der kehlkopfer.* Freiburg, 1864.

RURSEL. — *Diseases of the Throat.* (Ned. journ. 1864.

TERMASEN. — *Krankh. des larynx.* Caunstda, 1864.

TURCK. — *Laryngosopo clinische.* Wien, 1864.

DION. — *On diseases of the Throat.* London, 1865.

COINIER. — *Bulletin acad. méd.* Paris, 1865 et 66.

WATSON. — *On the topical medication of the larynx.* London, 1864.

MAY. — *Sur le rétrécissement des voies aériennes.* Thèse Paris, 1865.

TURCK. — *Klinik.* Wien, 1866.

PEYRE. — *Plaie du conduit laryngo tracheal.* Thèse Paris, 1865.

TOBOLD. — *Die croelschen kehlkopfskrankheiten mit spesiel-*

ler rucksicht auf laryngoscopische diagnostic. Berlin, 1866.

DA COSTA. — *Inhalations in the treatment of diseases of the respiratory passages.* Philadelphie, 1866.

MACKENZIE. — *The use of the larynhoscope in diseases of the throat.* London, 1865, Paris, 1867.

GERHARDT. — *Casuistiche mitheilungen uber krankheiten der oberen.* Luftewege, 1867.

MILLIOT. — *Insufflateur du larynx.* Paris, 1867.

CARPENTIER. — *Laryngite chronique.* Paris, 1867.

WALDENBURG. — *Uber chron. Entzand des pharynx und larynx.* Berlin, klin., 1867.

LIWINGSTON. — *Laryngitis exsudatoria* (American journ. of. med. 1867).

PETER et KRISHAHER. — *Article larynx* (In dict. encycl. des sciences méd. Paris, 1868).

DELESCHAMPS. — *Etude physique des sons de la parole.* Thèse Paris, 1869.

PLANCHON. — *Faits cliniques de laryngotornie.* Thèse Paris, 1869.

POJOLAT. — *Des modifications imprimées aux laryngistes par les diathèses.* Thèse Paris, 1870.

GERHARDT. — *Notes sur les affections du larynx* (Deutoch. archix. klinik.. 1873).

FLEICHSMANN. — *Differential diagnose acuter mit rache-naffectionem. beginnender kraukheiten des kindesalters.* Wien, 1874.

ISAMBERT. — *Classification des maladies du larynx* (Annales du larynx, 1875).

COYNE. — *Anatomie de la muqueuse laryngée.* Thèse Paris, 1874.

SCHROETTER. — *Laryngol mitheilungen.* Wien, 1875.

FOVVLER. — *Tracheatomie par le galvano cautère médical record.* New-York, 1875.

BATTINI. — *Extirpation du larynx.* Milan, 1875.

MENZEL. — *Sur la laryngotomie.* Bologne, 187b.

SCHŒFFER. — *Mélanges de laryngoscopie.* Deutschi klin., 1876.

ISAMBERT. — *Conférences chimiques sur les maladies du larynx.* Paris, 1877.

MASSEI. — *Pathologie et therapie du larynx.* Milan, 1877.

HERMANTIER. — *Extirpation du larynx.* Thèse Paris, 1876.

STŒRK. — *Clinique des maladies du larynx.* Stuttgard, 1876.

REYHER. — *De la laryngotomie.* Saint-Pétersbourg, 1877.

ZANERTAL. — *Clinique de laryngoscopie.* Rome, 1877.

LENNOX BROWNE. — *The throat and its diseases.* London, 1878.

GASQUET. — *Vertige laryngé.* Praticionner, 1878.

FRAENKEL. — *De l'emploi de la flamme sensible pour diagnostiquer les affections vocales.* Berlin klinik wocheus oct., 1878.

COLOMBAT. — *Traité d'ortophonie.* Paris, 1879.

JAMES. — *Leçons sur la laryngoscopie.* Londres, 1879.

Angines et laryngites locales et primitives.

HOME. — *Cases of the inflammation of the epiglottis* (in Med. chirurg., 1808).

CHEYNE. — *Pathology of the larynx.* Edimbourg, 1809.

DE BRUCQ. — *Laryngite chronique* (Annales litt. médicales. Paris, 1806.

TUILIER. — *Essai sur l'angine laryngo-œdemateuse.* Paris, 1815.

BAYLE. — *Mémoire sur l'œdème de la glotte.* Paris, 1819.

PATISSIER. *Angine laryngé œdemateuse* (Revue méd. 1820.

BLAUD. — *Nouvelles recherches sur. la laryngo-tratte.* Paris, 1823.

LISFRANC. — *Mémoire sur l'angine laryngée œdemateuse.* (Journ. de méd., 1823).

BRETONNEAU. — *Des inflammations spéciales du tissu muqueux.* Paris, 1826.

COSTALLAT. — *Œdème de la glotte.* Paris, 1829.

DALMAS. — *Angine laryngo-pharyngée* (In journ. hebd. de médecine, 1829).

LOUIS. — *Inflammation simple de l'épiglotte* (In lancette méd. Paris, 1832).

MILLER. — *Laryngite purulente.* London, 1833.

CHOMEL. — *Clinique médicale.* Paris, 1834.

SEDILLOT. — Angine laryngée aiguë (In bull. acad. médecine, 1836.

THOMAS. — *Gangrène de l'épiglotte* (In Bullet. soc. anat., 1836).

VERNONI. — *Laryngite sous-muqueuse, sous-glottique* (In Bull. soc. anat.. 1836).

VALLEIX. — *Mémoire sur l'œdème de la glotte* (Acad. de méd., 1845.

HARSTETT — *The history diagnosis and treatment of œdemater laryngitis.* Louisville, 1850.

BENDZ. — *Ueber glottisœdem.* Hospital meddelelser, 1853.

GREEN. — *On lesions of the epiglottis* (In New-York journ., 1857).

AILAND. — *Trois cas graves de laryngite* (In Gaz. hebd., 1860.

BOUDANT. — *Laryngites au Mont-Dore,* 1861.

WATSON. — *On the topical medication of the larynx.* London, 1864.

MONDL. — *Laryngite chronique granuleuse* (In Gaz. hop., 1864).

DU MÊME. — *Laryngite chronique simple,* 1872.

ORWIEN. — *Laryngite glanduleuse chronique.* Thèse Paris, 1869.

BOUCHARD. — *Angine laryngée œdemateuse* (Bull. de therap., 1869).

BŒLT. — *Œdème ambulant non inflammatoire* (Méd. milit.. 1870).

RAYNAUD. — *Sur un cas de mort survenue dans le cours d'un œdéine de la glotte* (Union méd., 1870).

RAPALLO. — *Ulcerazione della larynge*. Gênes, 1872.

DAVOSEN FINUCANE.— *Observation a case af aphonia* (Dublin journal, 1873).

SCHEFF. — *Soor imkehlkopfe* (Wiener press., 1873).

KLEMM. — *Rapports entre l'enrouement et la cause anatomique du T. V* Heilkl. archives, 1875.

LAVERAN. *Œdème de la glotte consécutif à une angine simple* (In France médic., 1876).

KRISHABER. — *Cornage chez l'homme* (In annal. lary, 1877.

LOREL. — *Laryngite œdemateuse*. Paris, 1878.

CAPITAN — *Laryngite œdemateuse* (Ann. lary., 1878).

CATTI. — *Inflam, lypertroph. de cordes voc*. Wien, 1878.

Angines et laryngites liées à des maladies générales aiguës.

La plupart des observations publiées autrefois sous le nom d'angines ulcéreuses épidémiques, d'angines gangréneuses, font partie de cette catégorie et sont des angines diphtheritiques, des angines scarlatineuses ou des angines de fièvre typhoïde.

PATISSIER. — *Angine laryngée œdemateuse avec abcès dans le cartilage cricoïde* (In Revue médicale, 1820.

LOUIS. — *Sur la fièvre typhoïde*. Paris, 1841.

ENNUET. — *On œdema glottidis resulting from typhus fever* (Americ. journ., 1856).

LEUFTLEBEN. — *Chondritis laryngea* (In deutch klinik, 1857).

MILLARD. — *De la tracheotomie dans le cas de croup.* (Thèse Paris, 1858).

COLIN. — *Laryngite nécrosique aigue, suite de fièvre typhoïde* (Union méd., 1863).

CADET DE GASSICOURT. — *Laryngite morbilleuse* (in France médicale, 1866).

DUTHEIL. — *Œdème de la glotte après la fièvre typhoïde.* (Th. Paris 1879.)

OLLIVIER. — *Pathogenie de angine herpetique.* (Soc. anat. 1872).

BERGERET. — *Affections croupales de la gorge* (Lyon med. 1874).

NEURY. — *Perchlorure de fer dans la diphtherie* (Thèse Paris 1872).

MAUSON. — *Diphthérie et paralysie diphtéritique* (Thèse Paris 1874).

ALAÏS MONTI. — *Croup chez les enfants* (Wiener Klinik 1875).

ISAMBERT. — *Nature de l'angine glanduleuse et folliculeuse* (Annales larynx, 1875).

ORO. — *Laryngite de fièvre typhoïde* (Bull. et Anat. 1875).

WISZNIEWSKI. — *Périchondrite laryngée à la suite de la variole* (Centralbl. f. chirurg. 1875).

BOUVERET. — *Angine de fièvre typhoïde* (Annales, 1876).

FERNET. — *Herpès du larynx* (France méd., 1878).

COULON. — *Larynx d'un malade mort d'affection farcino morveuse* (Progrès méd., 1878).

CADET DE GASSICOURT. — *Laryngite pseudo-membraneuse secondaire* (France médicale, 1876).

BONNEFOND. — *De l'angine typhoïde* (Thèse Paris, 1879).

WISSEMANS. — *De la laryngite ulcéro-nécrosante dothérentérique* (Thèse Paris, 1879).

Angines chroniques liées à des maladies diathésiques.

PETIT. — *Diss. de phthisi laryngea* (Montpellier, 1790).

SAUVÉE. — *Recherches sur la phthisie laryngée* (Paris, 1802 et 1808).

LAIGNELET. — *Recherches sur la phthisie laryngée* (Thèse Paris, 1806).

DOUBLE. — *Mémoire sur la phthisie laryngée* (in bullet. Faculté Paris, 1806).

PAPILLON. — *Du larynx et de la phthisie laryngée* (Thèse Paris, 1812).

LEPINE. — *De la phthisie laryngée* (Thèse Paris, 1816).

SEGAUD. — *Recherches sur la phthisie laryngée* (Strasbourg, 1819).

MARSHALL-HALL. — *Histoire d'une inflammation chronique du larynx, dans laquelle la laryngotomie et le mercure ont été employés avec succès* (in revue méd., 1820).

PRAVAZ. — *De la phthisie laryngée* (Th. Paris, 1824).

KULEZZA. — *Diss. de phth. laryngea* (Vilna, 1821).

DARDARE. — *De la syphilis laryngée* (Thèse Paris, 1827).

BOÉ. — *Syphilis laryngée* (Th. Paris, 1829).

ASSELIN et VELTÉ. — *Syphilis laryngée* (2 thèses Paris, 1830).

BENNATI. — *Maladies de la voix* (1832).

CRUVEILHIER. — *Dictionnaire de médecine* (Paris, 1834).

TROUSSEAU et BELLOC. — *Mémoire sur la phthisie laryngée* (Paris, 1837).

BARTH. — *Mémoire sur les ulcérations des voies aériennes* (Paris, 1839).

CAZENAVE. — *Traité des syphilides* (1843).

Neumann. — *Uel. die chronic ulcer. larynge* (1847).

Martellière. — *Angine syphilitique* (Thèse Paris, 1854).

Kokitansky. — *Traité d'anatomie pathologique* (Vien, 1854).

Lebert. — *Traité d'anat. pathol.* (Paris 1857).

Hausen. — *Pall von syphilitischer larynge stenose* (1859).

Faure. — *Chronic syphilit. laryngitis* (in lancet, 1860).

Russell. — *Syph. laryng.* (in Brit. méd., 1861).

Darke. — *Syphil. laryng.* (in lancet, 1861).

Gerhardt. — *Veber syphilitische etc.,* (1861).

Gilewski. — *Vegetat. syph. du larynx* (Gaz hebd., 1861).

Ruhle. — *Die kchkopfskr* (Berlin, 1861).

Forest. — *Laryngite ulcéreuse* (Th. Paris, 1863).

Dance. — *Eruptions du larynx dans la syphilis* (Paris, 1864).

Empis. — *De la granulie* (Paris, 1865).

Lancereaux. — *Traité de la syphilis.* (Paris, 1866).

Herard et Cornil. — *De la phthisie pulmonaire* (Paris, 1867).

Rollet. — *Article laryngit syphilitique de dict. des sciences médicales* (1868).

Trousseau. — *Clinique médicale* (1870).

Isambert. — *Société des hôpitaux,* (1872).

Mandl. — *Traité des maladies du larynx,* (1872).

Ferras. — *Syphilies laryngere* (Thèse Paris, 1872).

Koch. — *Angine scrofuleuse* (Thèse Paris, 1873).

Bergeaud. — *Manifestation de la tuberculose sur le larynx* (Thèse Paris, 1873).

Deel. — *Phthisie laryngée* (Th. Paris, 1872).

Laségue. — *Tuberculose et érysipéle de la gorge* (Archives, 1873).

Bergeaud. — *Nature et traitement de phth. laryngée* (Thèse Paris, 1873).

Meyer. — *Der gegenwartige stand der frage von der keblkopbschwundsucht* (Corr. Blatt, 1873).

Piponier. — *Angine rhumatismale* (Th. Paris, 1876).

Lagonnère. — *Angine rhumat. et goutteuse* (Th. Paris, 1876).

Masson. — *Laryngite syphilitique* (Th. Paris, 1874).

Rey. — *Syphilis tracheale* (Th. Montpellier, 1874).

Homolle. — *Angine scrofuleuse* (Thèse Paris, 1875).

Isambert. — *Gommes syphilitiques de l'épiglotte* (in annales du larynx, 1875).

Isambert. — *Herpetisme et arthrétisme de la gorge* (id., 1875).

Mauriac et Krisbaher. — *Laryngopathies pendant les premières phases de la syphilis* (in annales larynx, 1875).

Peronne et Isambert. — *Syphilis laryngée, ulcérations et végétation., eto.* (In annales, 1875).

Mariet. — *Phthisie laryngée* (Lancet exandon, 1875).

Bucquoy. — *Laryngite tuberculeuse et syphilis* (Gaz. Hôpitaux, 1875).

Poyet. — *Syphilis laryngée* (ann. dennat, 1875).

Usberg. — *Retrecis. syphil. de glotte* (annales dennat, 1875).

Masson. — *Asphyxie dans la syph. laryngée* (Th. Paris, 1875).

Isambert. — *Tuberculose miliaire de la gorge* (Annales larynx, 1876).

Isambert. — *Syphilis secondaire du larynx* (An. larynx, 1876).

Simais. — *Asphilies laryngée* (Th. Paris, 1877).

Paspelow. — *Acide chromique dans les affections siph. de larynx* (Annal. dennatalogie, 1878).

Krishaher. — *Troubles respiratoires dans les laryng. syphil.* (Gaz hebdom., 1878).

Desnos. — *Perforation de la voûte palatine* (France méd., 1878).

Lefferts. — *Lupus du larynx* (Annal. laring., 1878).

Pelax. — *Phthisie laryngée* (Thèse Paris, 1879).

Beringier. — *Lupus du nez et du larynx* (Annales larynx, 1878).

Chuquet. — *Gomme du pharynx* (Annales larynx, 1878).

Fauverteix. — *Angine scrofuleuse* (Thèse Paris, 1878).

Heinze. — *Phthisie laryngée* (Leipzig, 1878).

Lepine. — *Phthisie laryngée* (Annales larynx, 1879).

Moure. — *Diagnostic de la syphilis et de la phthisie laryngée* (Thèse Paris, 1879).

Barth. — *Angine tuberculeuse* (Thèse Paris, 1880).

Névroses du larynx.

Simpson. — *De asthmate infantirow spasmodiso* (Paris, 1761),

Millard. — *Bemerkungen uher die englirüstikeit und das hülnerwch ansd eng.* (1769).

Cradford. — *De Cynanche stridula* (Edimb., 1771).

Marsh. — *Obsercat, spam. of glottir* (Dublin, 1831).

Kussmaul. — *Ueber asthma thymicum* (Zweibrucken, 1834).

Hug-Ley. — *An essay on the laryngismus stridulus* (London, 1836).

Veesenmeyer. — *De asthmate thym. duss.* (Heidelberg, 1843).

Jan. — *Einige falle æon laryngismus stridulur* (1844)

Royer. — *Dictionn. de médecine* (1847).

Herard. — *Du spasme de la glotte* (1848).

James Keid. — *On infantile laryngismur* (London, 1849).

Lederer. — *Beobachtungen uber spasmur glottidies* (Journal fur Kinderkrautt. 1852).

Manch. — *Die asthmatisen* (Berlin, 1853).

Salathé. — *Recherches sur le spasme de la glotte chez les enfants* (Archives, 1856).

Luzsinsky. — *Die laryngitur hei kindern* (Wien. med. 1860).

Jacalny. — *Laryng striduleuse* (New-York, 1860).

Mandl. — *Nevrose chronique du larynx* (in .Gaz. hôpitaux, 1861.

Turck. — *Troubles de la motilité du larynx* (Archives médecine, 1862).

Turck. — *Motilitalsstorrunger der kchlkopfs* (All. Wien. med. Zeit., 1863).

Krishaher. — *Gazet. hebd.* (1868).

Capmar. — *Spasme de la glotte dans l'âge adulte* (Thèse Paris, 1868).

Tersel. — *Laryngite striduleuse* (Thèse Paris, 1870).
Johnson. — *Spasme glottir* (1870 et 1871).

Nicolas Duranty. — *Diagnostic des paralysies motrices du larynx* (Paris, 1872).

Savoyer. — *On come neurose of the larynx* (Brt. Med. journ., 1874).

Dumas. — *Spasme laryngien* (Montpell. med., 1874).

Lablier. — *Paralysie hystérique* (Toulouse, 1875).

Secretan. — *Paralysies laryngées.* (Thèse Zurich, 1876.)

Tissot. — *l·ralysie du larynx* (Paris 1876).

Poyet. — *Paralysies du larynx* (Th. Paris, 1877).

Feith. — *Paralysie latérale des muscles dilatateurs de la glotte* (Berlin Klinik, 1874).

Peaucellier. — *Laryngite spasmodique* (Th. Paris, 1876)

Grollemund. — *Aphonie rapidement guérie par l'électricité* (Revue de l'Est, 1875).

Clinton. — *Affections nerveuses de la gorge* (New-York, 1875).

Dreyfus-Brissac. — *Anévrysme de l'aorte, cornage* (Ann. larynx, 1877)

Raynaud. — *Anévrysme aorte, paralysie C. V.* (Annales laryng., 1877).

Paul Koch. — *Paralysie des muscles dilatateurs propres de la glotte* (in ann. laryng., 1877).

Wheeler. — *Chorée de la glotte* (Boston, 1875).

Gerhardt. — *Paralysie hystérique des cordes vocales* (Wurzbourg, 1878).

Meschede. — *Paralysie des cordes vocales* (Berlin, 1878).

Heymann,- *Crampe des fausses cordes vocales* (Berlin, 1878).

Bacchi. — *Chorée laryngienne* (1879).

Faulion. — *Paralysie laryngée* (in annales, 1879).

Juaraz.—*Diagnostic des paralysies des cordes vocales* (1879).

Martel. — *Paralysies des cordes vocales* (in annales, larynx. 1879.)

Massei. — *Chorée laryngienne* (Milan, 1879).

Follenfant. — *De l'aphonie nerveuse* (Thèse Paris, 1878).

Marchand. — *Paralysies laryngées* (Thèse Paris, 1879),

Polypes et cancers du larynx.

Dupuytren. — *Polypes du larynx* (Paris, 1833).

Urner. — *De tumoribus incano laryngée* (Boun, 1833).

Ehrmann. — *Polypes du larynx* (Strasbourg, 1842).

Kokitansky. — *Polypes du larynx* (Union médic., 1851).

Kriskel. — *Tumores laryngei* (Breslau, 1861).

Fauvel. — *Polypes des cordes vocales* (Paris, 1862).

Lewin. — *Polypes des kehlkopft* (Deutsche Klinik, 1862).

Brumd. — *Polypen des kehlkopfs* (Tubingent, 868).

Fallin. — *Plusieurs observations de polypes* (de 1862 à 1866).

Fournié. — *Tumeur laryngienne* (Paris, 1865).

Cauzit. — *Etude sur les polypes du larynx* (Thèse Paris, 1866).

Blanc. — *Cancer du larynx* (Th. Paris, 1872).

BEVERLY ROBINSON — *Cas de tumeur intra laryngée* (American Journal of. and., 1872).

KLEMM. — *Zwei kehlkopf neubildunger bain kinderwe* (Leipzig, 1874).

NEVMANN et BUREW. — *Dégénérescence amyloïde des tumeurs du larynx* (Archiv. f. klinik, 1874).

CHANDELIER. — *Carcinome œsophago-laryngien* (Lyon me dical, 1875).

BUROW. — *Polype de corde vocale* (Klinik Berlin, 1875).

BUSEY. — *Epithelíome du larynx* (American journal, 1875).

DESCAUT. — *Cancer primitif du laryhx* (Th. Paris, 1875).

BROWNE.— *Tumeurs bénignes du larynx* (British med. 1875)

FAUVEL. — *Polypes et cancer du larynx* (Paris, 1876).

MONOD. — *Cancer du larynx* (Bull. soc. anat. 1876).

ISAMBERT et BAILLY. — *Cancer du larynx* (Des annales laryng., 1876).

LAFONT. — *Cancer du larynx* (Annal. laryng., 1876).

BUDE. — *Angiome caverneux de la luette* (Annales larynx, 1877).

MONOD. — *Cancer du larynx* (Des annal. laryng., 1877).

BOYER. — *Cancer de l'épiglotte* (Des annales laryng., 1877).

BERSHOVNER. — *Kyste de l'épiglotte* (Berlin, Klinik, 1877).

LAPERTÉ. — *Polypes du larynx* (Annales laryng., 1878).

SEILER. — *Tumeur du larynx* (Philadelphie, 1878).

BUROW. — *Papillomer des cord. voc.* (Berlin, 1878).

KOCHE (Paul). — *Cancer du larynx* (in annales larynx, 1878 et 1879).

KRISHABER. — *Cancer du larynx* (annal. laryng. 1879).

SABOURIN. — *Epithelioma primitif de la trachée* (Den annal. larynx, 1879).

GILBERT SMITH. — *Epithelioma du pharynx et du larynx* (Brith. médec. Journal. 1880.

ATLAS INSTRUMENTAL

Modèle de poche de mon laryngoscope avec tubes rentrants,
ce qui permet de le rendre aussi portatif que les laryngoscopes à une seule lentille, tout en lui conservant sa supériorité incontestable d'éclairage.

Porte-caustique laryngien pouvant recevoir une éponge ou de
la ouate et s'adaptant à un manche semblable à ceux des
miroirs laryngiens.

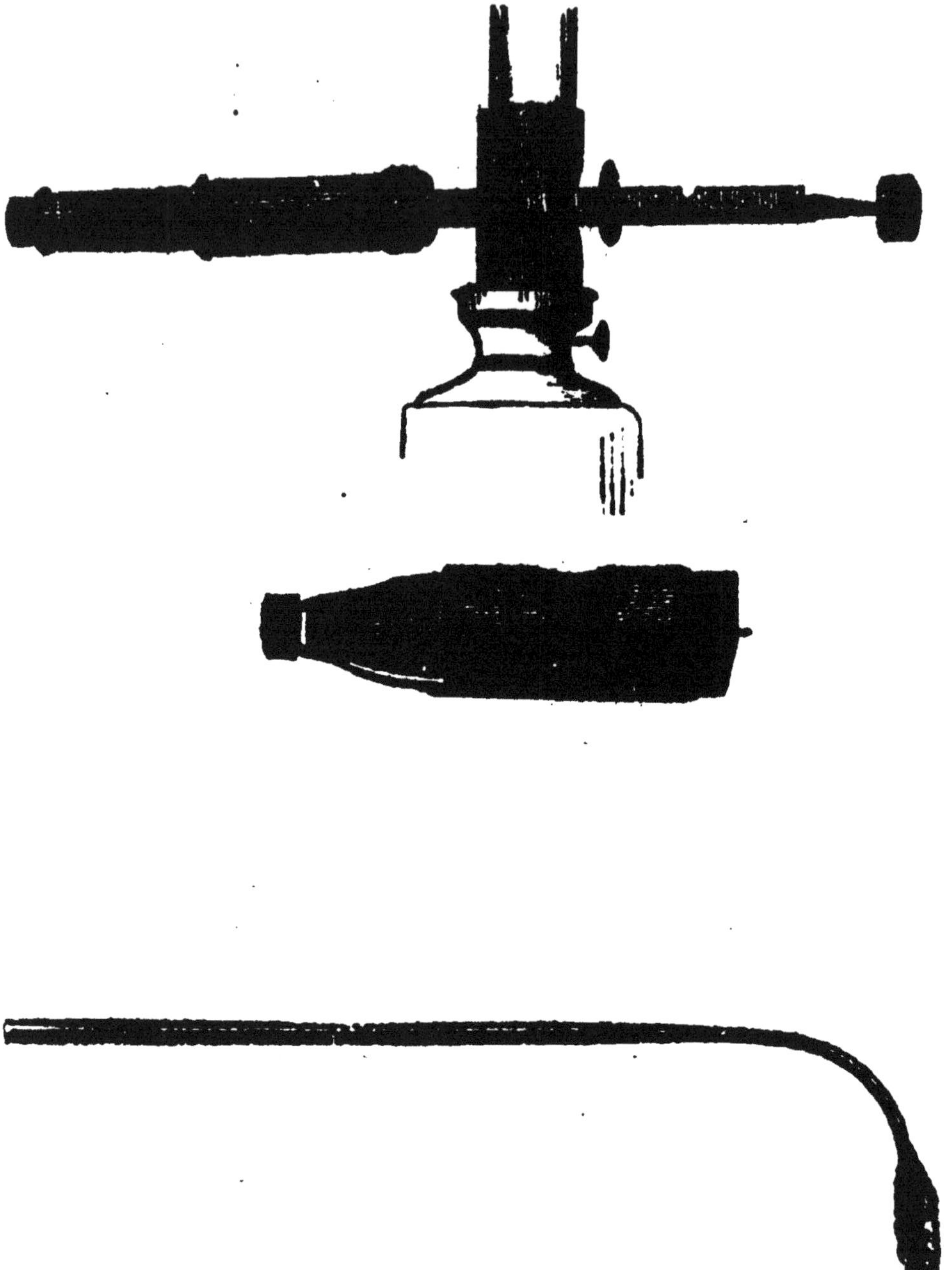

Pl. II.

Polypotome à anneau tranchant de Collin.

Porte-caustique de Collin avec cuvette de rechange, servan
pour l'application des caustiques solides sur les différents
points du larynx.

Manche à miroir et à porte-caustique de Aubry.

Pl. II.

14.

Polypotome à tranchant oblique, de Collin.

Polypotome circulaire en demi-sphère, tournant dans tous les sens.

Pl. III.

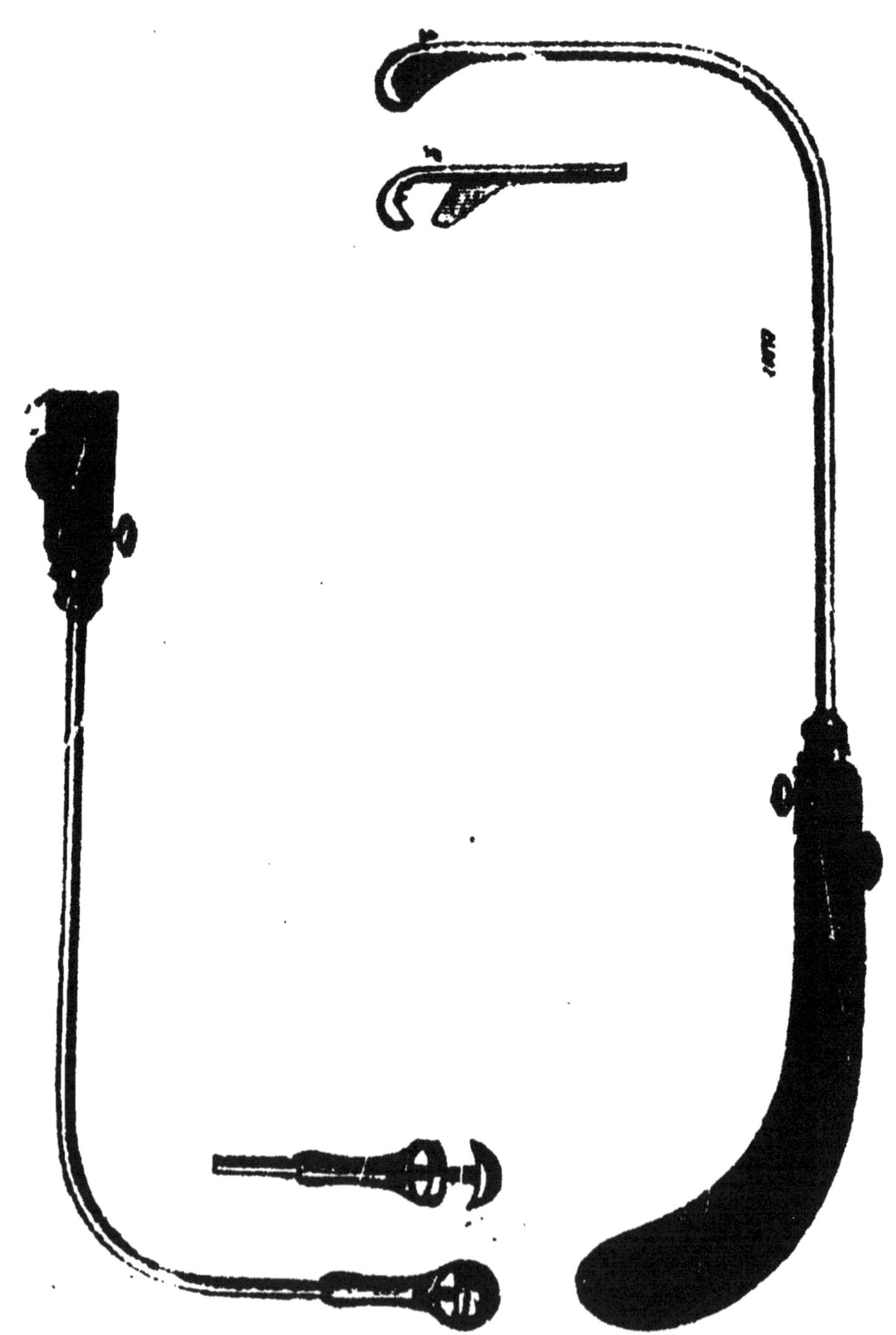

Pince à polype, de Collin, fermant d'arrière en avant.

Pince à polype latéral, modèles Mackenzie et Fauvel.

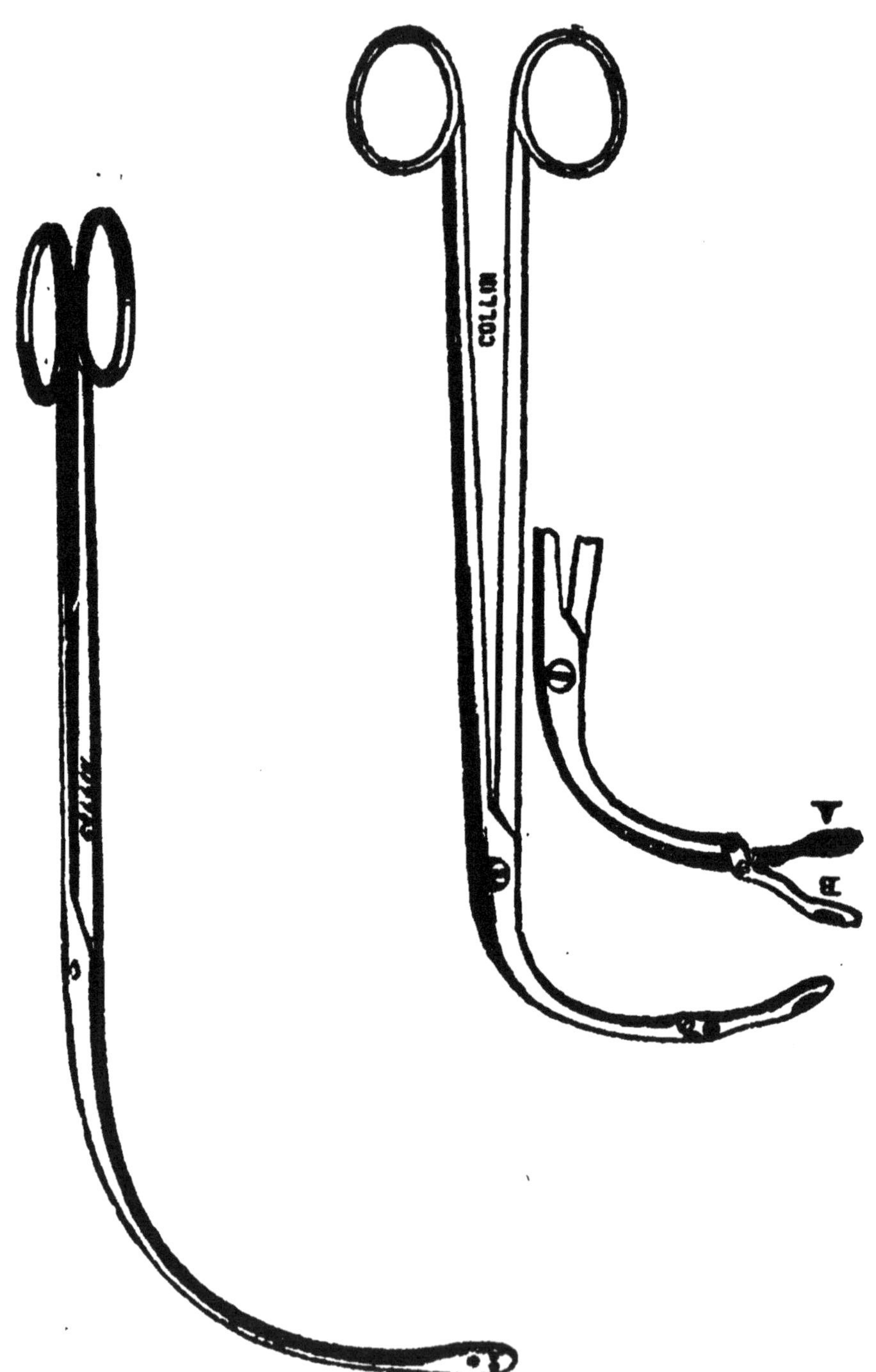

Pl. IV.
COLLIN
T
B

Pl. V.

Kystitome pour le larynx, dernier modèle du docteur Isambert.

Réservoir d'électricité ou pile secondaire avec régulateur, de Trouvé, pour les cautérisations du larynx avec le galvano-cautère.

Différents modèles de cautères sont adaptés au manche de cet appareil.

Pl. V.

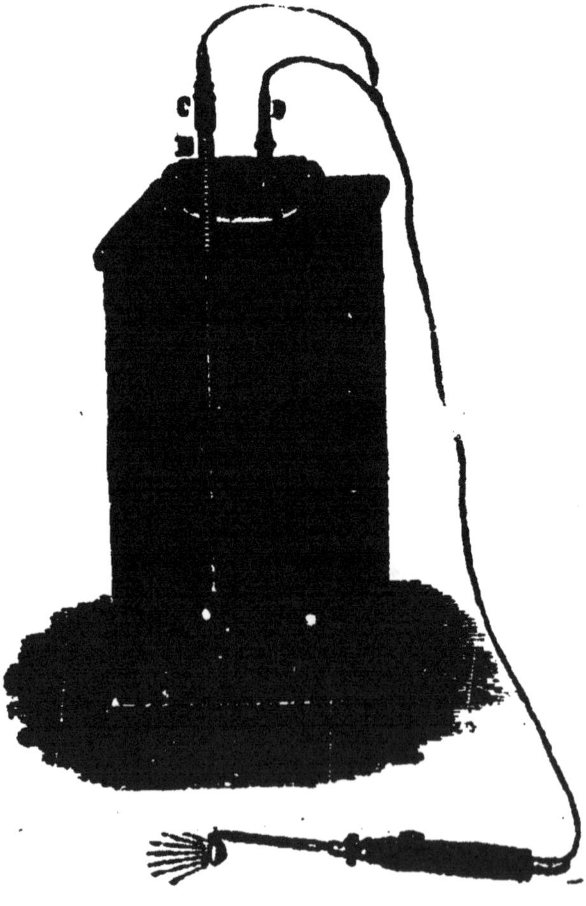

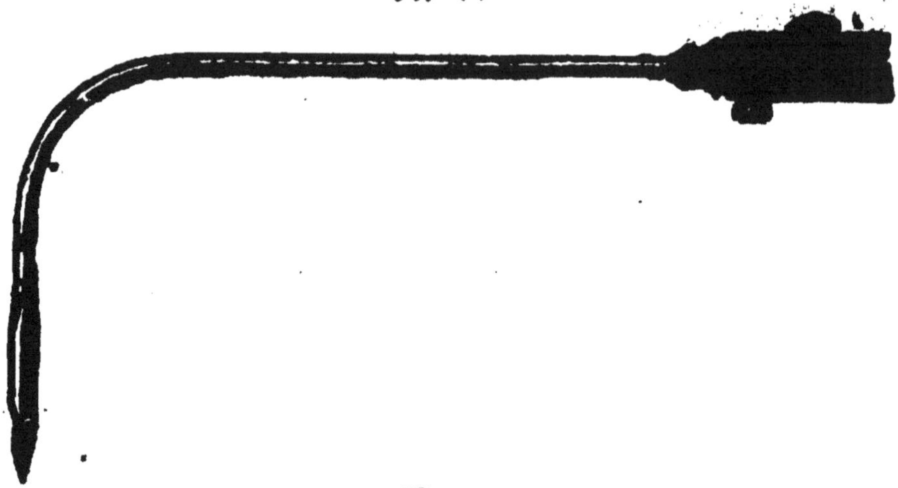

Pince à polype Aubry en bec de canne antero-postérieur,
avec mouvement des deux mors.

Deux modèles de canules à trachéotomie, de Aubry.

Dilatateur Laborde, à 3 branches, modèle d'Aubry.

A

B

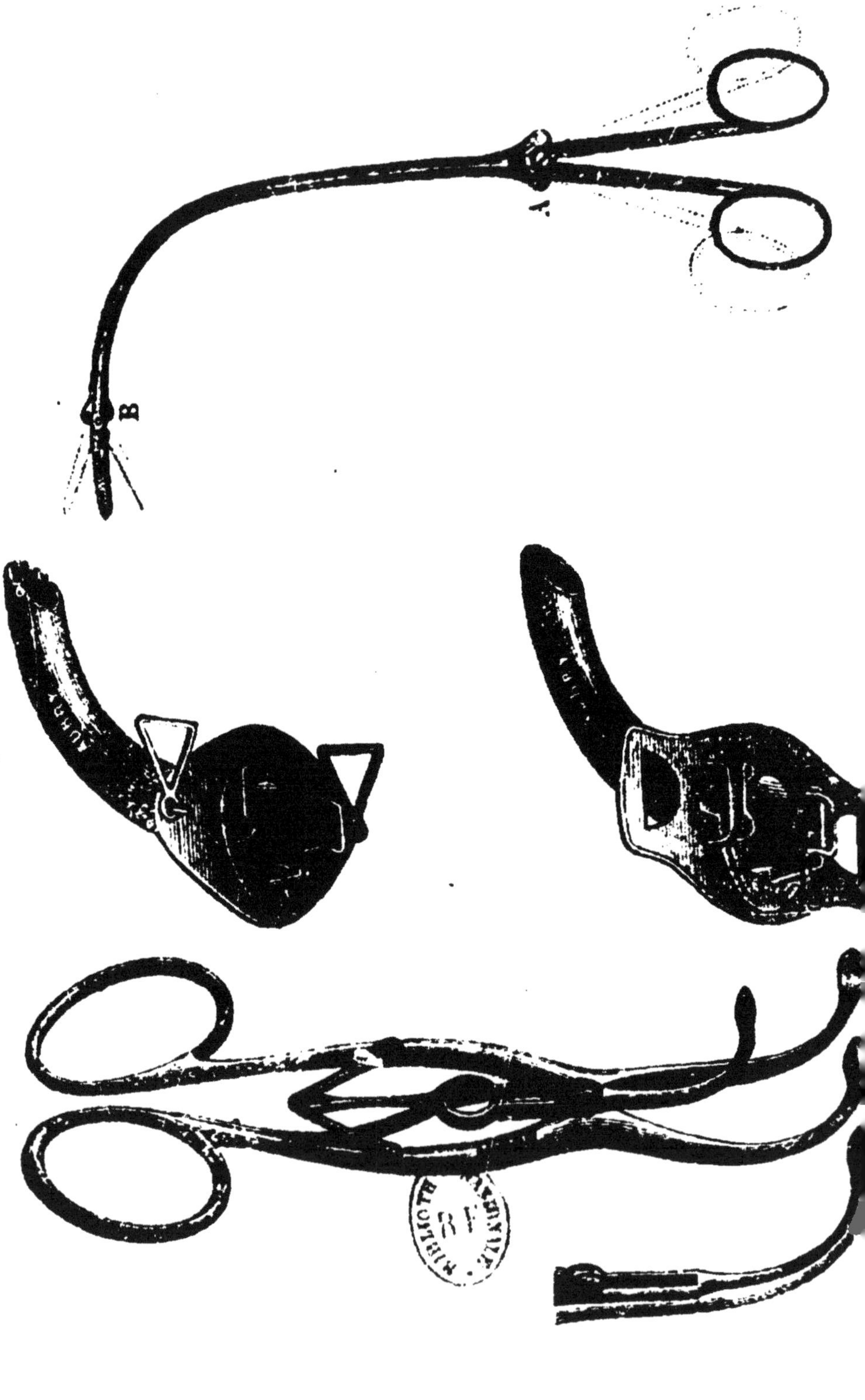

TABLE DES MATIÈRES

Chapitres.   Pages.

INTRODUCTION 5

I Historique du laryngoscope 9

Description de mon laryngoscope 11

Maniement et difficulté d'exploration 14

II Différentes classifications proposées 20

J'adopte la division des angines en quatre classes.. 23

Enumération des caractères généraux de ces quatre classes 26

III Première classe d'angines 35

Amygdalites et péri-amygdalites .... 36 à 40

Epiglottite aiguë 43

Laryngite inflammatoire 43

Angines inflammatoires chroniques 51

IV Angine catarrhale aiguë 57

Angines catarrhales chroniques, angines des orateurs, des chanteurs, d·s fumeurs, des alcooliques, etc.. 62

V Deuxième classe. — Premier groupe. — Angine morbilleuse 76

Angine scarlatineuse 78

Angine varioleuse 81

Angine érysipelateuse 82

Angine herpétique 84

Angine diphthéritique 88

Angine dothiénentérique, etc...................... 96

VI Deuxième classe. — Second groupe — Angine syphilitique 99

Accidents secondaires 102

Accidents tertiaires 113

TABLE DES MATIÈRES.

Chapitres.		Pages.
VI	Angine scrofuleuse	121
	Période ulcéreuse superficielle et profonde	125
	Traitement	133
VII	Phthisie laryngée	137
	Période catarrhale	139
	Période ulcéreuse	143
	Période nécrosique	148
	Tuberculose miliaire	153
	Traitement	155
VIII	Angine arthrétique	163
	Forme chronique	168
IX	Névroses du larynx	181
	Hyperesthésie	183
	Névroses du mouvement	185
	Traitement	192
X	Polypes du larynx	195
	Traitement	202
XI	Cancers du larynx	207
	Traitement	214
XII	Trachéatomie	219
	Procédé en un seul temps	226
	Bibliographie	231
	Planches de l'Atlas instrumental	246

Paris. — Imprimerie Edmond Rousset et Cie, 26, ru Cadet.

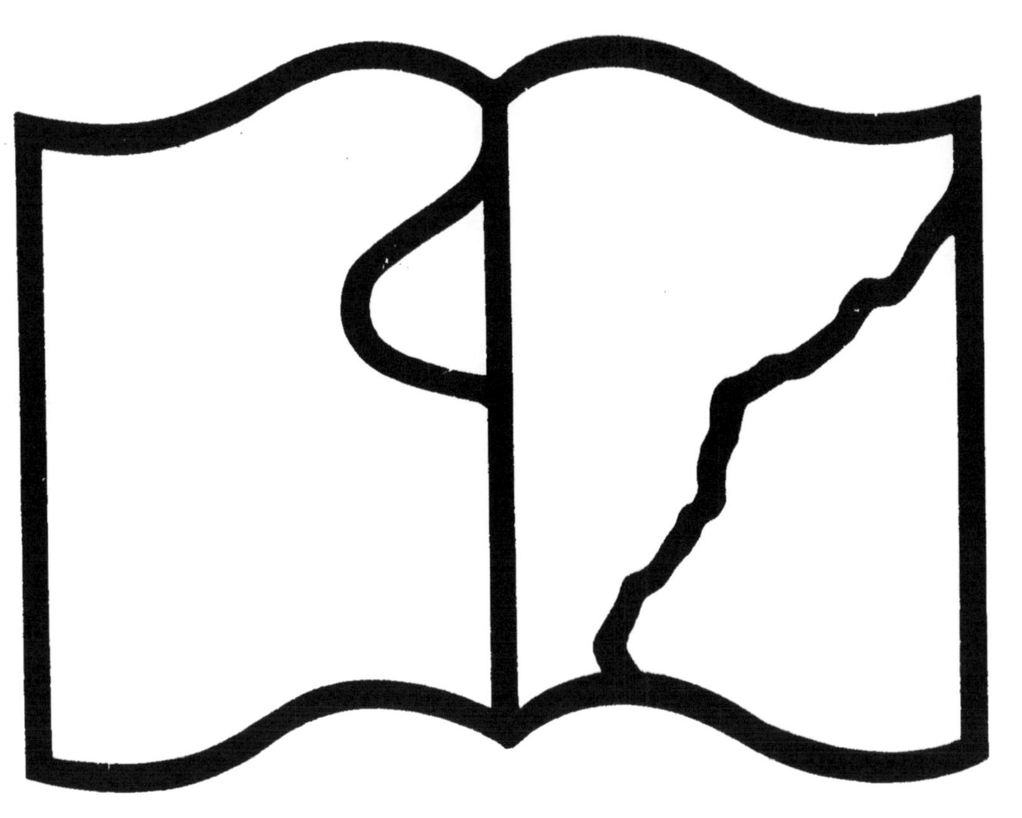

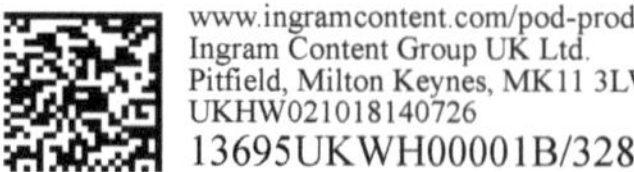
www.ingramcontent.com/pod-product-compliance
Ingram Content Group UK Ltd.
Pitfield, Milton Keynes, MK11 3LW, UK
UKHW021018140726
13695UKWH00001B/328